AF459692

# RECHERCHES ET CONSIDÉRATIONS MÉDICALES SUR LES VÊTEMENS DES HOMMES, PARTICULIÈREMENT SUR LES CULOTES.

*Seconde Édition,*

*Augmentée de Notes critiques, historiques, et ornée de Gravures.*

PAR L. J. CLAIRIAN, *Médecin.*

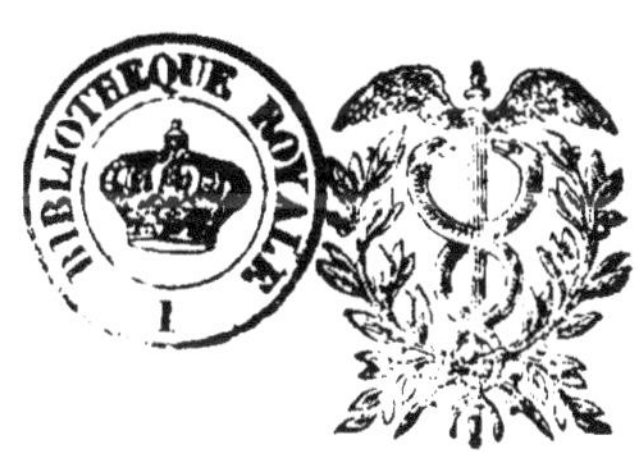



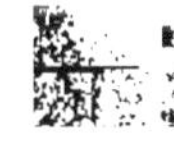

A PARIS,

De l'Imprimerie d'A. AUBRY, Salle neuve des Marchands, au Palais de Justice.

AN XI. (1803).

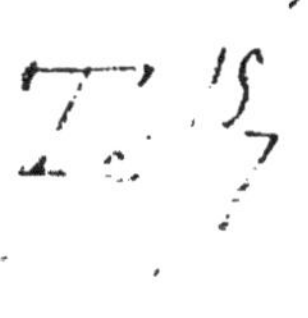

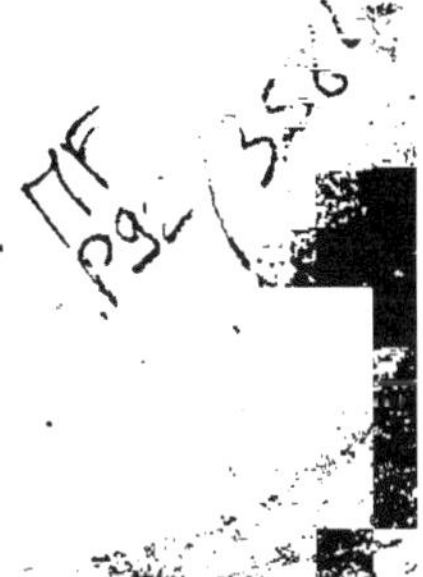

# EXPLICATION DES FIGURES.

*Figure première, page 20.*

Homme revêtu de la culote à *pate* ou *braguette* décrite par M. de *Garsault*. (Art du Tailleur, Collection des Arts et Métiers.) C'est la culote des villageois, des ouvriers, des gens de l'ancien temps, c'est le type des culotes.

La comparaison de sa ceinture avec celle tracée à côté, d'après mes principes, en fait reconnaître la défectuosité ; on voit quels avantages doit procurer celle qui suivant, comme je l'ai dit, la ligne à peu près elliptique de la region inférieure de l'abdomen, fortifie constamment l'*anneau sus-pubien* et l'*arcade inguinale*.

*Deuxième Figure, page 28.*

Jeune élégant en pantalon qui monte sur le thorax et sert de manchon. Ce jeune homme à la physionomie d'un CRÉTIN ; remarquez le developpement extraordinaire de ses organes sexuels, les petites dimensions, et l'air stupidement cinique de la tête dont l'artiste, mon confrere et mon ami MORIN, par respect pour les dames qui liront cet ouvrage, a sensiblement augmenté les proportions, tandis qu'il a diminué celle de l'organe génital. Cette complaisance raproche trop la tête de cet idiot, de celles des hommes de bon sens ; mais quoique flattée, cette figure donne une idée exacte des moyens et de la capacité de l'espèce.

*Troisième Figure, page 38.*

Jeune homme vêtu de la culote proposée, vue de face; le p nt est baissé pour montrer la forme de la ceinture, ses dimensions, la mainere dont elle doit recouvrir l'abdomen, et à quelle hauteur le premier bouton doit être place. A sa droite est le MANACHAZ des prêtres hébreux ; à sa gauche, le TONNELET des égyptiens, qui diffère peu de celui des écossais, du DEVANTEAU des boulangers et des brasseurs, de la PAGNE des Africains, des Américains, du LIMUS des Romains, et de la GREGUE de nos ancêtres.

*Quatrième Figure, page 40.*

Position indiquée pour prendre la mesure de la culote. Premiere ligne marquant la mesure de longueur de la cuisse, et tombant du sommet de la crête de l'*ilium* où porte la ceinture, sur le *trochanter*, à la hauteur de l'axe du *fémur*; de-là se prolongeant au niveau de la *trochlée du fémur*, d'où elle descend le long du genou au-dessous de la tête du *péroné*.

Remarquez la flexion indispensable de la cuisse sur le bassin, et de la jambe sur la cuisse; elle peut varier selon les états et le genre de vie; mais pour un homme actif, elle doit offrir l'ouverture d'un angle de 80 à 90 dégrés du *calcaneum* au *trochanter*, et peut être moindre pour les gens sédentaires et casaniers.

Premiere mesure de grosseur, partant de l'épine supérieure de l'*ilium*, descendant circulairement sur la tubérosité *ischiatique*, elle remonte sur la cuisse le long du pli de l'*aine*, et se termine au point de son départ.

Seconde mesure embrassant le milieu de la cuisse.

Troisieme mesure passant sur le milieu du genou, dont le volume est augmenté postérieurement par la contraction des muscles fléchisseurs. On distingue la forme de l'échancrure postérieure qui doit faciliter l'action de ces muscles, la jarretiere comprimant ainsi leurs tendons le moins possible.

*Fautes essentielles à corriger.*

Introd., page viij, lig. 19, yhgiene, *lisez* hygiene.

p. 3. l. 3, propropriétés, *l.* propriétés.

p. 19. l. 22, fini, *l.* finit.

p. 20. l. 3, vertabrale, l. vertébrale.

p. 25. l. 22, elle, *l.* il,

p. 35. l. 23, ses, *l.* ces.

p. 40. l. 4, tubersité, *l.* tubérosité.

*Id.* l. 13, serré, l. serrée.

*Id.* l. 23, *poplitie*, *l.* *popliti.*

*Notes.*

p 59 *bis*, l. 13, un, *l.* une.

p. 65. l. 32, remontait, *l.* remontaient.

même ligne, enveloppaient, *l.* enveloppait.

p. 68. l. 19, tailleur, *l.* tailleurs.

p. 71. l. 6, *Lacombe*, l. *Sacombe.*

p. 78. l. 7, scientificalement, *l.* scientifiquement.

p. 79. l. 15, is, *l.* si.

## *AU CITOYEN CHAUSSIER,*

Professeur d'Anatomie et de Physiologie, à l'École de Médecine de Paris.

CITOYEN,

Les Philosophes ont corrigé la langue, et l'on a mieux raisonné, ( dit *Condillac.* ) *Vous avez réformé la Langue de l'Anatomie, vous avez substitué des dénominations précises, uniformes, établies sur le même principe, aux nomenclatures vagues, arbitraires et confuses, qui trop souvent n'étaient en aucun rapport avec cette science ; vous avez étudié la nature, vous avez bien connu ses lois, vous y avez rappelé l'étude de la Physiologie ; c'est à vous que ces deux branches importantes des sciences naturelles doivent leurs progrès et leur perfectionnement.*

*Vos principes, vos travaux, la clarté de votre méthode vous ont acquis l'estime, et vous ont placé à côté des Savans les plus distingués; votre zèle dans l'enseignement commande la reconnaissance à tous vos élèves.*

*Daignez agréer cet essai dont je vous dois l'idée. J'oserais vous en faire l'hommage avec quelqu'assurance si l'exécution répondait aux vues grandes et lumineuses sous lesquelles vous m'en présentâtes le sujet.*

*L'auteur compte peu sur ses talens; mais l'élève ose compter sur votre indulgence, il conçoit même l'espoir du succés en publiant sous les auspices d'un grand Maître l'essai qui lui ouvre la carriere qu'il doit parcourir désormais.*

*Je vous prie de me continuer votre bienveillance, et de recevoir avec bonté ce témoignage de mon attachement respectueux.*

CLAIRIAN.

# INTRODUCTION.

Je devais présenter une dissertation à l'Ecole de Médecine de Paris, et le sujet était à mon choix; je ne savais auquel je donnerais la préférence, quand un professeur célèbre par la direction philosophique qu'il a imprimée aux études, par la réforme heureusement opérée, d'un langage trop souvent insignifiant ou ridicule, recommandable et cher à ses élèves par la sagesse de ses conseils, la grandeur et l'utilité de ses vues, me proposa de porter mes recherches sur les vêtemens des hommes, et de m'arrêter à celui qui présentait le plus d'inconvénient : LA CULOTE.

L'avis du professeur fixa mes incertitudes, et je m'emparai de ce sujet. J'aurais pu parler des maladies, je pouvais faire des descriptions, examiner des organes, des fonctions; mais je me serais livré à ce travail sans espoir de succès. Persuadé que je suis, que l'expérience et les réflexions seules peuvent nous conduire à cette maturité de jugement, cette sévérité de principes, cette logique exacte qui caractérisent le petit nombre des bons ouvrages modernes. Car, en général, ou nous sommes de froids copistes, et personne ne nous lit, ou froidement originaux, nous tombons dans le ridicule.

Et cependant que de choses nouvelles à dire, que de choses utiles dont la discussion n'est pas audessus des facultés d'un jeune médecin.

Peu d'ouvrages ont eu pour but la considération médicale des vêtemens; tout ce qu'on a dit se réduit à des généralités éparses dans les traités d'yhgiene, ou dans les ouvrages de quelques philosophes modernes; *Camper* seul a fait un traité de la meilleure forme des souliers, et *Camper*, médecin hollandais, a cru devoir se justifier par l'exemple de *Xenophon*; général athénien, qui a laissé des instructions pour conserver les pieds des chevaux.

Je présente une dissertation sur les vêtemens, et principalement sur la meilleure forme des culotes; je ne crois pas devoir me justifier en rappelant aucun de ceux qui dans l'antiquité ont parlé de ce vêtement et des équipages de leurs chevaux.

Si pourtant on croyait trop légèrement que ce sujet est peu digne de la gravité médicale, je dirais à mes censeurs qu'Hyppocrate a parlé des culotes, je leur dirais que le saint siége s'en est occupé au temps de *Nicolas* Ier, pape de Rome, qui laissa aux *Bulgares*, nouvellement convertis, la liberté d'en porter ou de n'en pas porter, bien convaincu qu'elles n'étaient ni nécessaires ni contraires au salut de leurs ames : « *Quod de femoralibus scissitamini super vacuum esse putamus*.....

*verum quia simpliciter de his interrogatis, dicimus quoniam in libris nostris jussa sunt femoralia non ut his mulieres uterentur sed viri...... Nunc autem quod placet agite. Nam sive vos, sive fœminæ vestræ, sive deponatis, sive induatis femoralia nec saluti officit, nec ad virtutum vestrarum proficit incrementum* (1). Cette réponse est la 59[ie]. dans l'ouvrage intitulé :

*Sacro Sancta Concilia.*

Edition de Labbe et Cossart, Paris, 1671.

---

(1) En l'an 866, *Bogoris*, roi des Bulgares, convertis au christianisme l'année précédente, députa son fils et plusieurs grands du royaume à Rome, vers le pape Nicolas premier. Ces seigneurs étaient chargés de riches présens, et de cent six questions relatives au dogme et à la discipline. Une des plus importantes était celle des culotes, dont les Bulgares jusqu'alors idolâtres, n'avaient pas fait usage, et que leurs missionnaires voulaient les contraindre à porter sous peine d'excommunication. *Nicolas*, homme de bon sens, reçut les présens, en rendit de magnifiques tirés des reliques les plus précieuses, répondis aux questions, sacrifia la culote aux préjugés des peuples, et l'étendart de la foi continua de flotter sur la Bulgarie.

Le nom du prince des médecins et celui d'un grand pontife justifient mon entreprise, autant sans doute que l'autorité de la Muse d'Athènes justifia le travail de *Camper.*

J'ai divisé mon ouvrage en deux parties; dans la première, après avoir considéré les vêtemens en général, exposé les motifs qui ont porté les hommes à s'en servir, indiqué les conditions qu'ils doivent avoir dans nos climats; j'examine la culote en particulier, je démontre les vices de ce vêtement dans son état ordinaire; la considération des organes, de leurs fonctions, de leurs maladies, me conduit à indiquer la meilleure forme possible de ce vêtement, et la manière d'en prendre la mesure.

La seconde partie moins méthodique, se compose de notes historiques et critiques; ces notes confirment par l'autorité de l'histoire, mes opinions sur les usages, la forme des culotes dans les climats divers, dans les temps les plus reculés comme dans les modernes; elles ont nécessité des recherches nombreuses; j'ai tâché d'en couvrir l'aridité par le choix des citations, et leur concordance avec la partie médicale de mon travail.

Pénétré du précepte d'Horace, j'ai crû que la gravure faciliterait l'intelligence de quelques endroits de ma dissertation, et ferait d'autant ressortir l'inconvenance et le défaut des culotes ordinaires, en mettant celles-ci en opposition avec celles que je propose, en comparant la manière de prendre la mesure ordinaire avec celle que je désire que l'on adopte; il n'est pas besoin d'être anatomiste profond pour reconnaître d'après ces gravures, laquelle des culotes convient le mieux à l'homme, est plus avantageuse au développement des puissances musculaires, à l'action des organes.

Si ce que *Camper* a dit des souliers étroits et déformateurs n'a pas fait renoncer à cette espèce de chaussure, si ce que les médecins les plus judicieux prédisent tous les jours aux femmes, n'a pu les engager à abolir la mode, plus meurtrière encore qu'indécente, d'aller presque nues; dois-je espérer que mes raisonnemens détermineront les hommes à réformer leurs misérables culotes ?..... Non. Un élégant ne concevra jamais que sa culote *incroyablement* étroite, ou *merveilleusement* large, n'est pas un chef-d'œuvre pour la grace et pour la commodité; mais la classe nombreuse des gens utiles à l'état, a d'autres intérets, il lui faut uu vêtement sain et commode. Ainsi, lorsqu'il sera démontré au gouvernement que la culote des gens de guerre est essentiellement et manifestement défectueuse, il en ordonnera la réforme, pour y substituer celle dont les avantages sont reconnus d'avance. On a fait bien des réglemens plus inutiles que celui-ci. Rien n'est petit lorsqu'il s'agit de la santé, de la conservation des hommes. Alexandre le Grand ayant vu que les ennemis saisissaient ses soldats par la barbe dans la mêlée, ordonna à toutes ses troupes de se la couper de suite, à fin de leur donner moins de prise à l'avenir.

Au reste, nos remarques subsistent, disait *Dacier*, un jour peut-être, quelqu'un en fera son profit.

# RECHERCHES

# ET CONSIDÉRATIONS

# MEDICALES

## SUR LES VÊTEMENS DES HOMMES,

## ET

## PARTICULIÈREMENT SUR LES CULOTES.

---

*Neque enim longæ vestes tunicæque talares, in iis regionibus conveniunt tum frigus, quod est molestum omnia circa corpus stricta imperat, laxas vestes non admittit; quas vice versa gentes sub molliori cœlo degentes in usu habent.*

PETIT de Amazonibus.

---

L'HOMME qui naît et reste nud, qui jouit de la faculté de sentir d'une manière plus générale, plus uniforme que les autres animaux, s'est vêtu pour se soustraire à la douleur.

Cette sensibilité exquise, cette propriété éminemment caractéristique de l'homme, l'eut réduit à n'habiter que les climats les plus doux, ceux où elle peut s'exercer d'une manière conforme à son organisation ; si la douleur que lui firent ressentir les variations de l'atmosphere, l'engourdissement où le tint plongé le premier froid qu'il éprouva, ne l'eussent engagé à chercher dans les vêtemens un moyen de conserver son mode habituel de motilité, en concentrant la chaleur autour de lui, en affaiblissant ainsi l'effet, d'abord nécessairement douloureux, des transitions brusques et subites d'une température à l'autre.

Par le moyen des poils, des laines, des plumes, des écailles qui revêtent leurs corps, les animaux en général conservent leur chaleur, et préviennent les contacts douloureux ; dépourvu de ces productions, l'homme seulement recouvert par l'épiderme, pellicule légère, mince et transparente, s'aperçut bientôt que ces mêmes animaux étaient moins susceptibles des impressions de l'atmosphere, ou qu'ils les supportaient plus facilement que lui. Il attribua cette faculté aux productions intermédiaires placées entre l'atmosphere et leur peau ; la forme de son corps, la flexibilité de ses organes, lui donnèrent les moyens de constater les avantages que cette disposition procurait aux êtres sensibles, qu'il avait sous les yeux ; dès ce moment l'homme fut vêtu, et dès ce moment l'homme put être cosmopolite.

Ainsi la sensibilité porta l'homme à chercher

dans les vêtemens une protection contre les agens extérieurs qui, soit que leur impression augmente, soit qu'elle diminue les propropriétés, constantes, essentielles, résultantes du principe général d'action et de vie, altère les fonctions, change l'ordre naturel des excrétions, produit la faiblesse et l'insensibilité.

Je sais que l'homme jouissant de toute sa force, peut ainsi que les quadrupedes acquérir la faculté de résister aux impressions opposées, que les alternatives du froid et de la chaleur, des pluies et de la sécheresse, excitent sur les parties de son corps soumises à l'impression de ces agens; des pressions soutenues, fortes et réitérées, l'exercice peuvent donner à sa peau, une compacité, une épaisseur qui affaiblissent sa sensibilité; mais dans cet état, l'homme peu différent de ces mêmes quadrupedes par la sensibilité, ne les surpasse guere par l'industrie. C'est le *pescherai* de la terre de feu, qui ne se couvre encore que de peaux sans apprêt, qui même les néglige souvent, et qui traîne dans le climat le plus affreux, l'existence la plus déplorable.

L'ignorance dans laquelle les hommes vécurent long-temps des arts qui depuis ont resséré le lien social, ne leur permettant pas alors de tirer de la peau des animaux le parti que l'expérience et l'industrie apprirent à en tirer par la suite, ils s'en dégoûtèrent sans doute de bonne heure. Plus la société se perfectionna, plus ses membres reconnurent que la décomposition rapide de ces substances en certaines circonstances, les miasmes putrides qu'elles exhalaient, étaient destructeurs de ce principe de vie, de cette sensibilité pour la conservation desquels ils les avaient adoptés (*a*).

Les laines, les poils des animaux, les tissus filamenteux de l'écorce de plusieurs végétaux, les duvets, les bourres, les aigrettes de quelques fruits, étaient sous leurs mains, ils en composèrent d'abord des couvertures informes et grossieres. Telles furent, dans l'origine, la *chlamide* grecque, et le *sagum* des Germains, qui remplacèrent les vêtemens de peau et les fourrures.

Ces couvertures bien plus appropriées à notre organisation, ces tissus que l'industrie, fille du besoin, apprit aux hommes à substituer aux peaux non préparées, devinrent d'un usage général; les climats, les saisons et l'exercice déterminèrent bien des modifications dans leurs formes. Ainsi, dans les pays chauds, ils furent amples, fins et légers, tandis que dans les climats froids et variables, ils furent étroits, serrés, de matières peu conductrice du calorique; mais ils durent toujours remplir quatre objets principaux :

Conserver la chaleur naturelle ;

Absorber les produits de la transpiration;

Faciliter l'action des organes;

Garantir des impressions débilitantes ou perturbatrices des agens extérieurs (*b*).

Dans l'origine, sans doute, ils ne remplirent ces indications que très-imparfaitement; mais les différens degrés de bien-être, résultans de leurs formes et de la matière dont ils étaient tirés, conduisirent insensiblement de leur usage général, au desir de les perfectionner, au choix reflechi des matières, à l'adoption des formes les plus commodes, les plus favorables à l'exercice, les plus appropriées à la température.

Je crois inutile d'entrer dans de longues considérations pour démontrer que ces quatre objets doivent principalement diriger dans l'usage des vêtemens, déterminer leur forme et la préférence d'une matière sur une autre.

Une légère notion des phénomènes résultans de l'intensité, et de la continuité des causes qui altèrent et changent l'ordre naturel des secrétions, suffit pour convaincre, par exemple, que le vêtement épais et serré de l'habitant de pays septentrionaux, en concentrant autour de lui le calorique qu'il a la faculté de développer, en modérant l'impression sédative du froid, favorise les usages de la peau, facilite les diverses sortes de transpirations dont elle est l'organe, et conséquemment prévient les maux résultans de l'absorption de ces composés étrangers à notre économie, soit que gras, onctueux, muqueux ou salins ils soient restés à la surface du corps, d'où il les enlève, soit que gazeux et vaporisés ils se condensent dans son tissu.

Et par contre, l'action éminemment irritante de la lumière, des rayons solaires directs et réfléchis, en augmentant la sensibilité, en déterminant une progression plus rapide des liqueurs, en élevant la température, ne produirait-elle pas des phénomènes funestes, si des vêtemens amples et légers n'affaiblissaient l'excitation excessive que ces agens peuvent causer dans certaines saisons, dans les climats brûlans du Midi?

On objecterait envain la nudité presque absolue de différentes peuplades de l'ancien, et de presque tout le nouveau monde; cet état rend leur situation tellement précaire, les maintient dans une dépendance si manifeste, que loin d'affaiblir les preuves sur lesquelles je fonde mon opinion, il sert à les fortifier, et leur donne un nouveau degré de force. Ces peuples sont restés dans l'enfance, faibles et dépendans, parce qu'ils n'ont pas su se vêtir, parce qu'ils n'ont pas su se garantir de l'impression des agens extérieurs, qui tendent sans cesse à augmenter ou affaiblir, suspendre ou détruire la sensibilité (*c*).

Les connexions plus ou moins intimes des organes, avec le principe vital, les changemens que leur altération produit dans l'économie, nous démontrent combien le vêtement qui maintient la caloricité, la sensibilité et la progression particulière des liqueurs excrétées, concourt au libre exercice des fonctions. Le médecin ne doit pas être étranger à ces considérations importantes; elles doivent le diriger dans la recherche des causes de plusieurs affections que l'usage inconsidéré de quelques vêtemens, leur tissu, leur forme, et même leur couleur, peuvent souvent occasionner.

Les premiers vêtemens furent amples et sans forme déterminée; mais l'homme que sa sensibilité rend nécessairement actif, ne pouvait s'accommoder long-temps de cette couverture grossière qui dans l'exercice, le travail, et la locomotion, le privaient d'une partie de ses facultés; après bien des essais, des tâtonnemens, il parvint à leur donner une forme plus régulière, plus convenable aux fonctions, aux usages des organes, et celui qui, en employant le moins d'étoffe possible, sut prévenir la contrainte et la gêne, satisfit à la fois l'intérêt de la société et les indications sur lesquelles était fondée la nécessité des vêtemens.

Des jugemens différens que les peuples divers ont porté de tous temps de la grace et de la beauté, de l'influence du climat sur les besoins, les mœurs et les travaux, de la nécessité d'avoir un signe qui servit à la distinction des peuples, résultèrent dans la forme des vêtemens des modifications sans nombre, selon les différentes notions de grace et de beauté, le climat, la température, les mœurs et les exercices.

Avant l'usage des vêtemens, les signes ne pouvaient affecter que le corps qu'ils défiguraient; mais alors ils se portèrent sur les habits, qui le décorèrent, relevèrent et firent ressortir ses beautés, marquèrent ses graces, voilèrent les organes dont les fonctions rappelaient les idées d'une infirmité ou d'un besoin.

La forme des vêtemens qui doit faciliter l'action des membres thoraciques et abdominaux, concourt aussi au développement plus considérable de leur force; en soutenant les muscles dans leur contraction, elle fortifie la résistance qu'ils opposent aux ruptures, aux déplacemens qui n'ont jamais lieu sans une altération sensible dans les fonctions.

En modifiant les impressions sédatives du froid, ou trop irritantes des rayons solaires, en conservant au corps toute sa chaleur naturelle, en facilitant les fonctions des organes, les vêtemens qui ont donné à l'homme les moyens de braver les intempéries, de se fixer sous toutes les zones, l'ont préservé des attaques de cette multitude d'insectes ailés et non ailés, qui pullulent sur la surface du globe;

globe ; ennemis faibles en apparence, mais redoutables par leur nombre , leur ardeur à poursuivre leur proie, redoutables souvent par la nature de leurs armes , et l'atrocité des poisons qu'ils distillent (*d*).

L'examen des vêtemens, de leur forme, de leurs tissus divers, des altérations que leur usage peut occasionner , de l'avantage que chacun doit procurer particulièrement, excéderaient mes moyens, et les limites dans lesquelles je prétends me circonscrire; ils doivent tous, tels qu'ils soient, remplir les objets que je viens d'indiquer.

Si les dispositions méchaniques du corps, et l'usage des organes, déterminent leur forme, si leur tissu favorise, procure le libre exercice des fonctions, modère l'impression des agens extérieurs, ils sont utiles, le médecin doit les approuver ; mais je ne terminerai pas ces généralités sans observer qu'indépendamment de l'influence que les formes et les tissus peuvent exercer sur la santé, les vêtemens acquierent par les combinaisons tinctoriales, des propriétés nouvelles, que le médecin ne doit pas ignorer. Le citoyen CHAUSSIER avait fait cette remarque dans ses leçons à l'École Polytechnique, il avait fait sentir, d'après son expérience, que « la teinture ne doit pas être une » simple coloration pour flatter l'œil, mais elle » doit être une espèce de tannage capable d'ajouter

» aux propriétés du tissu, et de le rendre moins » soluble, moins putrescible, cet objet est généralement négligé et peu connu; cependant il ne » peut être indifférent: non-seulement il est important pour l'économie, mais il l'est également, » nous ne craignons pas de le dire, pour la salubrité, la conservation de la santé. On le concevra » facilement si l'on fait attention que des étoffes du » même tissu, fabriquées de la même manière, » diffèrent considérablement suivant la teinture; » quelques-unes sont sèches, peu durables, cassantes, peu propres à conserver, à retenir le » calorique; d'autres sont molles, spongieuses; elles » se chargent de miasmes de toute espèce, elles » attirent l'humidité de l'atmosphere, la retiennent » long-temps, et par l'action successive de la » lumière, de l'air, du calorique, elles éprouvent » une sorte d'oxidation qui détruit les tissus, ou » bien elles passent à une sorte de putréfaction qui » forme autour des corps une atmosphere continuelle, et qui influe d'une manière plus ou moins » marquée sur la santé. C'est au milieu des armées, » sous les tentes, c'est dans les camps, ou l'on » trouve réunis un grand nombre d'hommes exposés aux mêmes genres de fatigues, d'intempéries, et qui ne diffèrent que par la couleur des » habits, que l'on peut bien s'assurer que ces » observations ne sont pas sans quelque fonde-

» ment. C'est dans les magasins dès hôpitaux mi- » litaires ou l'on rassemble les habits, que l'on » connaîtra une différence très-marquée dans » l'odeur, la porosité des étoffes, suivant la cou- » leur dont elles sont chargées » (1).

Plusieurs étoffes avant que d'être plongées dans le bain de teinture, ont séjourné dans des cuves remplies d'urine putréfiée, dont l'odeur abominable fixée dans le tissu s'exhale, se manifeste plus sensiblement dans les temps humides, se combine avec celle de la transpiration, est toujours incommode, et souvent insupportable. Les laines des gros draps destinés à l'habillement des troupes, les étoffes grossières dont les habitans de la campagne tirent leurs vêtemens ordinaires, sont ainsi dégraissées.

L'absorption de ces miasmes fétides peut devenir un principe de contagion ; et nul doute que dans les hôpitaux militaires, les maladies n'aient souvent pris de nouveaux et plus pernicieux caracteres, par le séjour inconsidéré des vêtemens des malades sur leurs lits, leur dépôt, leur entassement près des salles, dans un état d'humidité favorable à la fermentation.

Cet effet des préparations tinctoriales manifestement sensible dans les camps, ne l'est pas mein

(1) Journal de l'École Polytechnique. Tome I.

dans les campagnes ; les résultats doivent être les mêmes ; dans les marchés, et les grandes réunions, il s'élève autour des groupes de campagnards une atmosphere vapide, nauseuse, bien certainement produite par la fermentation putride des matières qui ont servi à la coloration, ou même seulement au dégraissage des tissus dont ils sont revêtus.

Les poils, les laines qui forment les tissus des étoffes, examinés à la loupe, présentent de distance en distance des recouvremens sensibles, des espèces de gaînes, du milieu desquelles le poil se prolonge ; ces gaînes sont les termes divers et successifs d'accroissement, comme les couches concentriques sont le terme de l'accroissement annuel et successif du végétal ; la teinture, ses préparations préliminaires surtout, en enlevant à la laine les produits unguineux et gras interposés dans sa substance, dégagent ces renflemens, les décolent, et l'étoffe devient d'autant plus pleine, d'autant plus serrée, qu'ils sont mieux dégagés, qu'ils se rapprochent, se croisent, s'enlacent plus exactement.

Ainsi, sous le rapport des altérations que les substances qui servent à la coloration peuvent éprouver, de celles qu'elles peuvent déterminer dans l'économie, sous celui de la compacité, de la porosité des vètemens auxquelles ces préparations contribuent, la teinture doit être un objet de considération pour le médecin, s'il veut prévenir certaines altérations, s'il cherche à découvrir la cause de quelques-unes, et les moyens d'y remédier.

Soit que l'on considère les vêtemens comme destinés à défendre le corps des influences atmosphériques, des attaques réitérées des insectes; soit qu'on envisage leur influence sur les fonctions vitales, sur les puissances musculaires, par leurs formes et les propriétés de leurs tissus, on ne doit pas aussi perdre de vue que la matière dont ils sont tirés, agissant méchaniquement sur la peau, peut déterminer des affections particulières.

*Lorry* (1) avait remarqué que l'usage des étoffes à contre-poil, par l'irritation locale qu'elles produisaient, était quelquefois cause d'affections cutanées; c'est dans la vue de les prévenir, que les législateurs hébreux défendirent aux sacrificateurs tout vêtement de laine : ne perdons cependant pas de vue que l'action méchanique et irritante de ces tissus rudes, qui dans les pays méridionaux déterminerait une irritation désagréable, s'exerce sans inconvénient dans les pays froids, ou la sensibilité moins exaltée, s'entretient par des agens qui la détruiraient ailleurs; ainsi le tissu doux et soyeux du lin, du coton, convient dans les premiers où il abonde, sa légèreté, sa fraî-

(1) *De morbis cutaneis.*

cheur, l'ampleur dans laquelle on peut le maintenir sans que son poids fatigue, donnent l'exclusion aux laines dont les tissus épais, rudes et serrés ont toujours été recherchés dans les derniers, où ils raniment, excitent et entretiennent la chaleur, que le froid tend sans cesse à suspendre et à détruire.

Les vêtemens étroits et serrés, qui ont de tout temps distingué les peuples du Nord de ceux du Midi, étant ceux sous lesquels les grâces du corps se développent avec le plus d'avantage, sont aussi ceux dont la forme peut le plus sensiblement altérer les fonctions, et affecter les organes; ces vêtemens plus convenables au genre d'exercice, aux travaux, au génie belliqueux des peuples inquiets, actifs et laborieux de l'Europe, conviennent aussi davantage au climat froid et variable de cette région; mais ils gènent en beaucoup de circonstances, ils estropient dans quelques-unes.

Savoir dans les vêtemens concilier les grâces et la beauté, par la manière de voiler les formes du corps, avec les justes proportions recommandées par la nature des exercices, le genre et la continuité des travaux, l'influence du climat, et les variations continuelles de l'atmosphere; tel est le problême que l'Hygiène offre à résoudre en faveur de presque tous les peuples de l'Europe.

Dans nos climats, il ne suffit pas que le vêtement

soit étroit et s'applique à la surface du corps, il doit encore être commode, et se prêter aux différens besoins que nécessitent le travail et l'exercice, ce qui d'un côté exclut l'ampleur des habits orientaux, et de l'autre repousse les formes roides qui gènent plus qu'elles ne soulagent, qui déparent plus qu'elles ne décorent, affaiblissent plus qu'elles ne fortifient (*e*).

Les inconvéniens du maillot dans lequel, enseveli comme une momie, l'enfant, dès sa naissance est condamné à la froide immobilité de l'être inanimé; ceux des souliers, ceux des corps à baleine, des cols roîdes, des cravates, ont été démontrés par plusieurs médecins qui ont fait connaître et décrits les maux résultans de l'abus ou de l'usage inconsidéré de ces parties de l'habillement.

L'importance des organes que la culotte recouvre, les suites funestes de leur lésion, les obstacles qu'elle met à la liberté et à l'étendue des mouvemens en bien des circonstances, me déterminent à m'occuper de l'examen de ce vêtement, tel qu'on le porte ordinairement; j'en démontrerai les défauts, je dirai les conditions qu'il doit avoir pour faciliter les fonctions des organes qu'il recouvre, prévenir leurs lésions et leurs altérations; j'indiquerai la manière d'en prendre la mesure, fondée sur la disposition des parties, leur action, et la connaissance des maladies auxquelles elles sont xposées.

Considéré dans la nature et les propriétés des tissus divers dont on peut le tirer, ce vêtement reçoit en particulier l'application des vues générales, présentées dans mes réflexions préliminaires.

Me bornant à des considérations médicales, je n'examinerai pas les nombreuses espèces et variétés de culottes qui se sont succédées depuis les scythes du temps d'Hippocrate jusqu'aux Français du dix-huitième siècle (*f*).

Je prends ce vêtement dans son état actuel, je l'envisage sous ses rapports avec la gymnastique, et ses influences sur la santé.

Composée de différentes pièces d'un même tissu, ajustées et cousues ensemble, la culotte peut se diviser en trois parties; le corps, la ceinture, et les jarretières; le corps revêt les fesses, les organes de la génération, la région suspubienne de l'abdomen, les cuisses et les genoux. La ceinture entoure les lombes, et la portion moyenne de l'abdomen, selon qu'elle est plus ou moins large; fixée par son bord inférieur à la partie supérieure du corps de la culotte, elle maintient ce vêtement sur les cuisses, au moyen des boutons qui la ferment pardevant, d'une boucle ou d'un agrafe qui peut la serrer postérieurement.

Le quart inférieur du corps est ouvert du côté extérieur, sur lequel on place cinq boutons qui rapprochent

rapprochent cette partie sur l'articulation La jarretière, petite bande étroite placée à cette extrémité, arrête le vêtement sous le genou au moyen d'une boucle de métal qui peut le serrer à volonté.

Le Français fait usage de trois espèces de culotes : 1°. *à patte;* 2°. à *petit pont;* 3°. à *bavaroise*, ou *grand pont.* Le caractère distinctif de ces trois espèces, réside dans la manière dont la partie qui recouvre les organes de la génération est disposée; les vieillards, les gens de campagne préfèrent la culote *à patte*, qu'ils trouvent plus commode. Dans les villes, l'usage des culotes à *petit pont* est presque généralement suivi; elles sont plus décentes. Celles à *grand pont* ou à *bavaroise*, ne diffèrent de la précédente que par la proportion de la partie appelée *pont*, qui recouvre comme d'une seule pièce toute la portion inférieure de l'abdomen, les organes de la génération, et la partie antérieure supérieure des cuisses, jusqu'à la hauteur de l'épine de l'ilium; cette portion se fixe à la ceinture, par trois boutons, un sur chaque côté, le troisième au milieu; elle se lève, et se baisse comme le *petit pont*, selon la nature du besoin. Les ouvriers, les élégans des petites villes préfèrent cette espèce.

La manière de prendre mesure est la même, quelque soit l'espèce de culote; une première mesure détermine l'étendue de la ceinture, une seconde et une troisième prennent la grosseur du haut, et du milieu de la caisse; une quatrième prend celle du genou; la cinquième fixe la longueur du vêtement. Ces mesures sont constamment prises dans l'attitude stationnaire droite. (*g*)

Presque tous les peuples anciens, ont connu l'usage de la ceinture; ils avaient observé qu'elle fortifiait l'action des muscles dorsaux et lombaires, qu'elle facilitait la course et les autres exercices pénibles, quand elle n'était que moderément serrée; ils avaient vu qu'en la plaçant avec méthode, elle pouvait être utile dans certaines circonstances, par l'appui, le soutien qu'elle présentait aux fibres, dans les climats humides surtout, où la contractilité fibrillaire peu énergique, favorise l'expansion du tissu cellulaire, l'obésité, et les accidens qui l'accompagnent.

Comme cette ceinture était une pièce séparée du vêtement, ils la plaçaient selon l'indication que donnait le genre d'exercice auquel ils se livraient, et les circonstances dans lesquelles ils se trouvaient. On voit combien la ceinture des culotes ordinaires, s'éloigne de celle des anciens sous le seul point de vue de la gymnastique.

La vigueur du corps de l'homme se marque principalement dans la partie inférieure du dos et dans les lombes, dont les muscles doivent régir, modifier les inflexions de la colonne vertébrale;

et l'on a remarqué que les personnes, chez lesquelles de fortes pressions avaient affaibli ces muscles, ne pouvaient sans beaucoup de peine redresser le tronc, et même se tourner dans leur lit, quand elles quittaient leur ceinture trop compressive.

Cette longue bande charnue que les anciens anatomistes avaient divisée en tant de muscles, à cause de sa complication; ce muscle composé d'une multitude de faisceaux charnus et tendineux, collectivement décrit aujourd'hui sous le nom de *Sacro-Spinal*, principal agent de la sustentation de la colonne vertebrale, fortement pressé par la ceinture étroite de la culote ordinaire, peut à peine concourir aux mouvemens variés de la colonne, il en résulte un balancement perpétuel du tronc qui, mal affermi, privé de l'appui que devait lui prêter cette masse musculaire, chancelle sensiblement après une action prolongée de ce muscle. Cette pression de la ceinture ordinaire, outre son influence sur l'action des muscles lombaires, est encore funeste à la peau, qu'elle fini par désorganiser; il n'est pas rare de la trouver dure, insensible et calleuse à la hauteur des hanches; c'est l'effet de nos ceintures étroites.

Les muscles qui forment les parois de la cavité abdominale, et son enceinte flexibles, sanglés et en quelque sorte coupés par la ceinture qui ne doit que les soutenir, leur prêter un point d'appui, refoulent les intestins avec d'autant plus de facilité, que la face préspinale de la colonne vertabrale est convexe en cette région, les élevent vers le diaphragme, ou les pressent et les foulent en enbas; indépendamment des altérations que ces déplacemens, ces pressions doivent déterminer dans les organes splaucnïques, il en résulte déplacement du centre de gravité, d'où vacillation continuelle, efforts réitérés et pénibles, pour regagner l'équilibre, et rester sur la base de sustentation.

On ne disconviendra pas aussi que les ceintures ordinaires, par la manière dont elles sont placées, leur forme et leurs dimentions, ne sont d'aucune utilité, d'aucun secours pour prévenir l'apparition des hernies qui se déclarent après de grands efforts et des mouvemens violens; car, soit que l'intestin trop pressé détermine l'agrandissement d'une ouverture naturelle, soit que les fibres charnues afaiblies, ou bien accidentellement écartées, ne présentent plus une assez forte résistance au viscère, à l'intestin qui tend à se déplacer, il est certain que dans ces circonstances, la ceinture étroite et serrée audessus des ouvertures naturelles ou accidentelles, si elle ne détermine pas la lésion, ne l'empêche jamais, et peut quelquefois contribuer à l'augmenter.

C'est aux pressions peu méthodiquement exercées

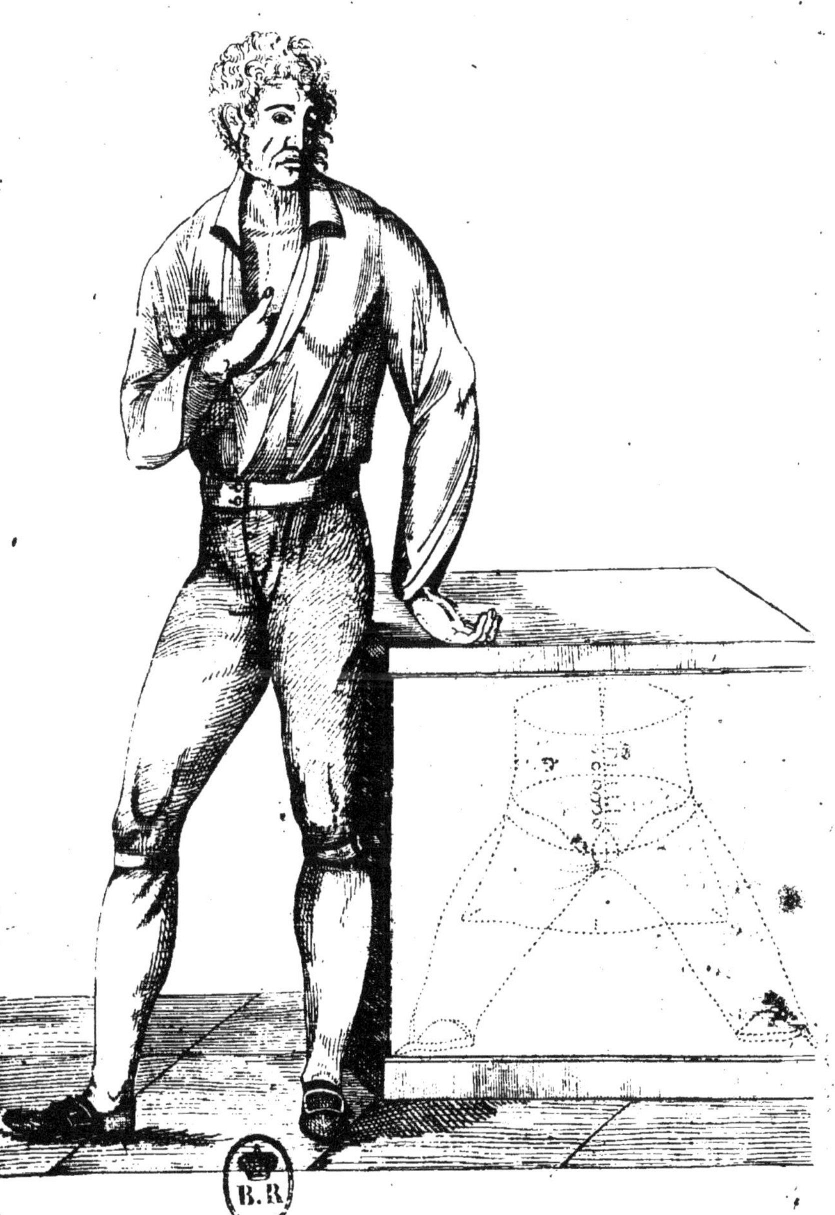

sur toute la circonférence de l'abdomen, qui répond aux intervalles des côtes asternales et des hanches, que *Winslow* attribuait les différentes affections de la poitrine, la difficulté de respirer, les palpitations, les anevrismes, le gonflement et le battement extraordinaire des artères. *Lorry*, confirmant l'opinion de ce célebre anatomiste, dit que l'usage des culotes trop serrées a quelquefois déterminé la suppuration, et même la gangrene. (*h*)

L'effet nécessaire de ces ceintures étroites est de pousser enhaut l'arc du colon, de borner les mouvemens du diaphragme, de presser en enbas la vessie, de peser sur les intestins qui ne se déplacent pas, et conséquemment de changer dans ces organes l'ordre des secrétions, de la circulation, et des fonctions qui leur sont propres. Au nombre des causes des hémorroïdes, hésitera-t-on aussi de compter les pressions méchaniques que la ceinture des culotes ordinaires trop serrée et mal disposée exerce sur les vaissaux lombaires, sur ceux de la portion suspubienne de l'abdomen ? L'exercice prolongé de l'équitation qui en est une cause reconnue, ne les provoque pas plus directement que l'usage de ces ceintures.

« Le repos de la nuit, dit *Winslow*, empêche ces inconvéniens de marcher aussi rapidement que cela pourrait être sans ce repos; cette cessation alternative du jour à la nuit, modere un peu la formation des vices, mais ils vont toujours leur train, et souvent après cela on prend pour maladie essentielle, une qui n'est qu'accidentelle, et qui céde quand on cesse de porter l'habillement qui la causait. »

*Baumes* recommande fortement de rejeter du vêtement des enfans menacés de pthisie, tout ce qui peut gêner et comprimer directement ou indirectement leurs organes; il attribue la fréquence de ces affections en Europe, aux habits trop serrés, et leur rareté en Asie, aux ajustemens simples des orientaux. (*Pthisie pulmonaire*).

Aussi peu judicieux que la majeure partie des européens, les insulaires de la mer du Sud, qui ne portent pas de vêtemens, et dont les modes affectent nécessairement le corps, se contentent d'une étroite ceinture; à *Tanna*, à la nouvelle *Calédonie*, tous la portent si serrée audessus du nombril, qu'elle fait une dépression profonde, et si choquante, que le capitaine *Cook* a cru pouvoir les comparer à de grosses fourmis; c'est à cette absurde compression qu'il attribue la grosseur prodigieuse du scrotum, l'enflure *coriacée* qui affecte les jambes de ces insulaires, et les déforme si singulièrement. Ce voyageur qui n'a pu qu'examiner rapidement, ne décrit pas les autres infirmités que cette coutume doit entraîner, mais elles doivent peu différer de celles que *Winslow* fait dériver des ligatures des européens.

L'usage abusif et les inconvéniens de la ceinture ordinaire des culotes, ne me porteront pas à rejetter cette partie du vêtement ; j'ai déjà dit qu'elle était utile dans les climats humides, qu'elle y fortifiait l'action, la contractilité fibrillaire engourdie, relâchée; elle est nécessaire à tout peuple chasseur et guerrier. Mais dans tous les cas, aulieu de comprimer l'abdomen, de l'étrangler, et de le partager en quelque sorte en deux cavités, elle doit seulement le soutenir assez, pour empêcher les intestins et les visceres d'exercer sur le diaphragme des tiraillemens incommodes, pour lui présenter un appui dans l'état de contraction constante ou l'entretient l'air, retenu dans les poumons en quantité plus grande qu'à l'ordinaire, dans le temps de la course, et pendant les exercices violens.

C'est encore dans la course, que les muscles qui meuvent le bassin alternativement vers des côtés opposés, emploient une force extraordinaire ; il est donc utile d'assurer leur fixité, en rendant le moins grand possible l'ébranlement des points osseux, sur lesquels ces muscles prennent leur origine. Une bande médiocrement serrée sur les lombes, assure cet avantage que les anciens avaient bien constaté ; car tous, à l'exception de quelques hordes africaines, se servaient d'une fasciation plus ou moins étendue. Il paraîtrait cependant, d'après Hippocrate, que les Scythes, qui portaient des culotes, et conséquemment des ceintures, n'en avaient pas tiré le parti le plus avantageux; car cet observateur attribue la laxité, la molesse de leur corps, qui ne leur permettait pas de se tenir fermement à cheval, à la privation de la ceinture.

La ceinture qui fortifie les muscles dans la gymnastique, qui prévient la fatigue, et donne la faculté de prolonger certains exercices pénibles, peut aussi dans quelques occasions devenir un moyen de curation. L'expérience avait démontré à *Cœlius Aurelianus*, que les hydropiques tombaient dans un afaissement mortel lorsqu'après une ponction on laissait évacuer promptement toutes les eaux. Pour prévenir cet accident, il imagina de serrer le corps des malades qu'il avait opérés, en raison de l'eau qu'ils avaient évacuée, et cette méthode, qui a été renouvellée par *Monro* (*essais d'Édimbourg*), ne fut pas sans succès. *Reynolds* pensait que l'on pourait soulager les scorbutiques, et d'autres malades très-afaiblis, en les serrant avec de fortes bandes, afin que toute position leur devint supportable. (*Zimmerman*, *Traité de l'expérience.*)

Dans l'enfance, la ceinture peut être employée avec avantage contre les affections résultantes de l'expansion l'expansion du tissu cellulaire; dans ce cas, les fibres légèrement comprimées acquièrent plus de ton, leur force contractile augmente, et l'équilibre s'établit (*i*).

Il résulte de l'examen de la ceinture de la culote ordinaire, qu'elle ne remplit pas l'objet essentiel que l'on doit avoir en vue; que loin d'aider, de faciliter les fonctions, elles les trouble; que loin de prévenir les altérations, elle les détermine souvent, ne s'y oppose jamais, et qu'enfin la meilleure, dans l'état actuel de ce vêtement, est celle qui n'estropie pas.

J'indiquerai la forme que cette partie du vêtement doit avoir; la manière dont elle doit être placée pour faciliter l'exercice et prévenir les accidens.

Le corps de la culote destiné à couvrir la portion inférieure de l'abdomen, les hanches, les fesses, à voiler les organes de la génération, à maintenir leur température, à les préserver de l'impression des agens extérieurs, doit en outre aider dans l'importante fonction de la locomotion, elle doit aussi se prêter aux mouvemens divers, résultans de la disposition méchanique des membres, et de l'action contractile des muscles qui entrent dans leur composition.

Cette portion principale du vêtement tient au bord inférieur de la ceinture dans toute sa circonférence, par son bord supérieur; elle tient à la jarretière par son bord inférieur : lorsque la jarretière est arrêtée sous le genou, et que la ceinture est fermée sur l'abdomen, le premier inconvénient des culotes ordinaires, dont la mesure, comme je l'ai observé précédemment, a été prise dans l'attitude droite, est au moment où l'on fléchit la jambe sur la cuisse, d'exercer une traction sensible sur la portion antérieure de la ceinture; cette traction entraîne le bassin, et le force à fléchir en devant, sur la tête des femurs ; alors le tronc perd son équilibre, il ne peut le reprendre et le conserver sans une double dépense des forces des muscles lombaires, contre lesquels cette disposition du vêtement fortifie l'antagonisme des *pré-lombo*, et *ilio-trochantiniens*, et la tendance naturelle du corps à s'incliner vers sa face antérieure. Cet état est gênant.

Dans les villes où l'on prise davantage une forme élégante que l'aisance et la commodité du vêtement, dans les armées, ou les directeurs et fournisseurs d'habillement ont intérêt à ménager l'étoffe le plus possible, les culotes sont presque toujours taillées et montées de façon à s'opposer aux mouvemens qui nécessitent l'action un peu considérable des fléchisseurs, de l'articulation de la hanche, ou du femur sur le bassin. Cette disposition n'est pas à la vérité très-gênante pour le citadin, ses exercices n'étant en général ni violens ni répétés; mais considérez l'homme de guerre, et supposez une marche forcée, la poursuite de l'ennemi, dans un pays coupé par des torrens, des fossés qu'il faut traverser, hérissé de rochers qu'il faut escalader rapidement; la gêne que produit la culote ordinaire lors de l'exécution de ces mouvemens accélérés, et d'une certaine étendue, ralentit la marche du vainqueur, le prive de ses avantages. Le résultat est bien plus funeste dans la déroute; c'est souvent à la mauvaise disposition de sa culote que le malheureux doit le coup mortel qu'il eut évité, si la mesure eut été prise dans l'attitude qui suppose l'action des fléchisseurs de la cuisse sur le bassin. La culote du campagnard en général n'a pas ce défaut, elle est au contraire trop large en cette partie; aussi le campagnard franchit un fossé, se fend librement sans crainte de s'estropier, ou de détruire son vêtement; mais cette ampleur avantageuse d'un côté, est désavantageuse de l'autre, elle est même incommode; l'œil repose avec peine sur ce vêtement informe qui prive l'homme de ses graces naturelles, lui donne un air débile et cassé: le tissu qui devrait en quelque sorte se mouler sur les membres comme une aponeurôse, et fortifier l'action des muscles, en demeure écarté, le calorique se dissipe plus promptement; mais aussi observons que par le genre de ses travaux, l'homme de la campagne dégage toujours assez de calorique pour s'entretenir dans une température douce et convenable, indépendamment de la forme, souvent même du tissu de ses vêtemens.

Les mouvemens d'abduction s'exécutent également avec difficulté dans nos culotes ordinaires, dont le tissu, peu susceptible d'extension, oppose une résistance d'autant plus considérable, que le vêtement est plus étroit; il est rare de rencontrer une culote qui n'ait pas ce défaut, qui ne borne sensiblement les mouvemens d'abduction, et n'exerce sur les organes de la génération une pression, un frottement qui, finissant par en altérer la sensibilité, peuvent déterminer des accidens de l'espèce de ceux qui résultent de l'application forte et prolongée des agens méchaniques sur les parties où elle est très-développée. Il faut que la culote soutienne les organes de la génération; elle ne doit jamais les froisser, ni les comprimer (*k*). Les larges culotes des jeunes-gens, aujourd'hui n'ont pas cet inconvénient, mais elles en ont d'autres, que la description de la culote, faite d'après les règles que doit indiquer la considération des organes, leurs usages, et les maladies qu'ils peuvent éprouver, fera ressortir sensiblement sans que je les signale d'avance; d'ailleurs, enfans bisares d'une mode capricieuse, ces variétés disparaissent avec la saison qui les voit naître, elles sont oubliées

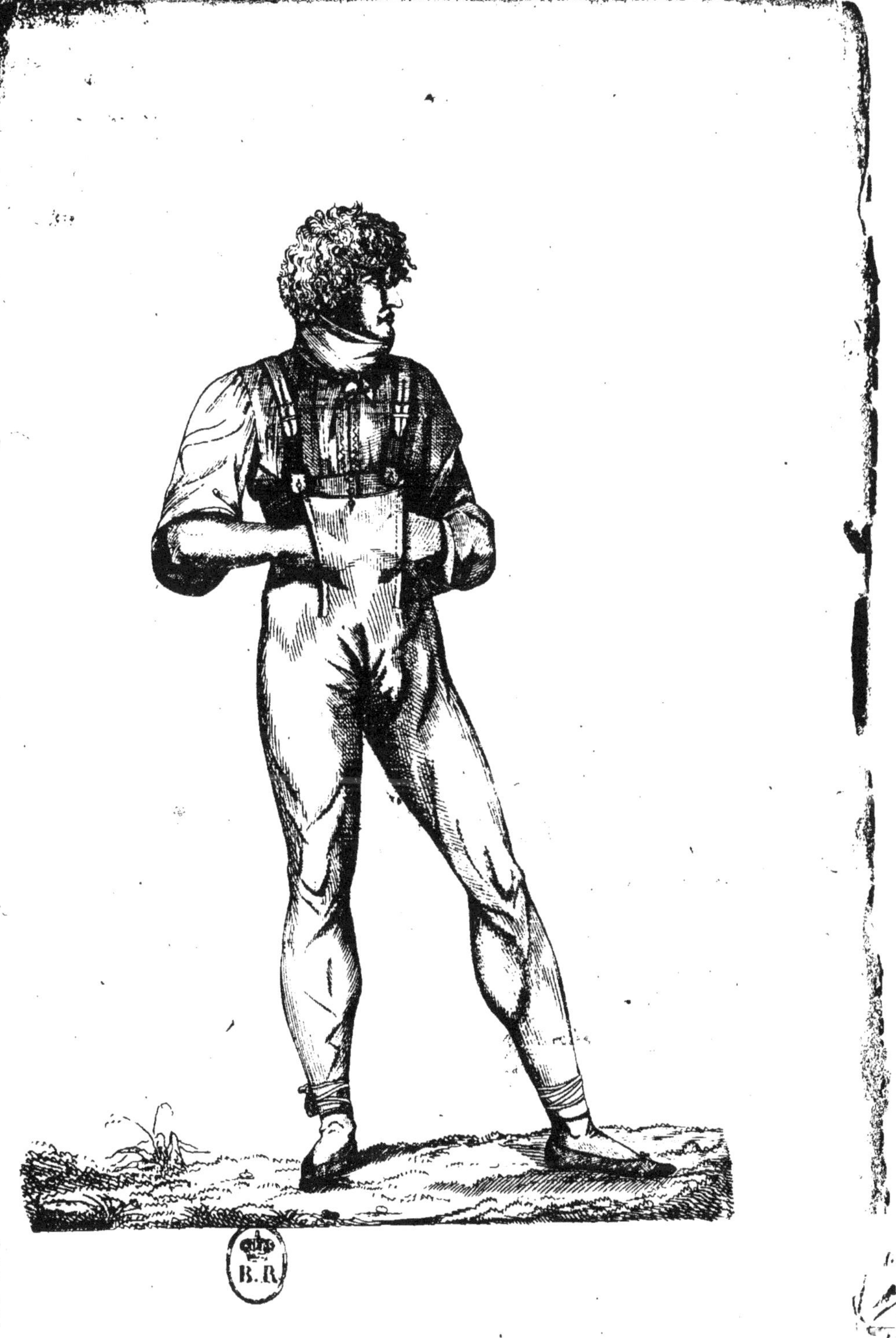

avant qu'on ait songé à constater leurs défauts, et les maux que leur usage peut occasionner.

La partie inférieure du corps de la culote, sur laquelle sont appliqués les cinq boutons qui surmontent la-jarretière , est assez constamment étroite ; elle emboite et recouvre exactement l'articulation du femur avec le tibia ; mais cette disposition qui convient seulement à l'état de station, et à la lenteur du marcher , dans une simple promenade, rend pénibles et fatigans les mouvemens de flexion de la jambe sur la cuisse; elle comprime fortement les tendons des fléchisseurs de la jambe, borne le mouvement, et par la pression qu'elle exerce sur les nerfs, sur les vaisseaux, détermine une sorte d'engourdissement, qui ne cède qu'au relâchement de ces boutons et au repos.

L'état pénible que produit cet étranglement serait sans doute plus sensible si le tissu cellulaire de la face poplitée n'allégeait la compression.

Le lutteurs chez les anciens, dans la crainte de fléchir sur l'articulation *fémoro-tibiale*, se servaient de fortes bandes qu'ils serraient sur la rotule, au point de rendre la flexion impossible. Les boutons trop serrés de nos culotes ordinaires, nous reportent quelquefois au temps des lutteurs anciens.

Cet inconvénient provient de la manière défectueuse de prendre la mesure ; nous verrons qu'on peut le prévenir.

Je passe aux jarretières contre lesquelles tous les médecins se sont élevés ; les maux que leur abus peut causer sont si grands, et le bien qui résulte de leur usage est si peu sensible, si toutefois il existe, que je conçois à peine comment on s'est obstiné à les conserver ; cet accessoire commença à être en usage du temps de François Ier. ; mais soit inconstance, soit motif de santé, on s'en dégoûta bientôt. Pendant long-temps aulieu de la jarretière on roula le bas-de-chausse sur le genou en forme de coussin ; je crois que nos ancètres tenaient cette méthode des Suisses. Tant que l'on porta des pantalons, des haut-de-chausses, des trousses, des gregues, on négligea les jarretières. Sous Louis XV, pendant quelques temps, aulieu de cette bande étroitte, on se servit d'un lambeau de grosse panne cousu au bas de la culote, et qui *gripait* le bas-de-chausse par la rudesse de son tissu.

Tous les traités d'Hygiène proscrivent la jarretière. « On a vu souvent des apoplexies, des oppressions, de la toux, des hemopthisies, être l'effet de la compression produite par les jarretières, les boucles, les cravates, dit *Tourtelle.* « M. *Cruger*, directeur-général de la chirurgie en Dannemarck et en Norvège, étant venu à Paris, me dit qu'un capitaine danois s'était avisé d'accoutumer tous les soldats de sa compagnie à serrer très-fort leurs cravates, et à porter des jarretières très-serrées audessous des genoux, afin que par la haute couleur de leur visage et la grosseur du molet de leurs jambes, que le serrement produisait, ces soldats parussent bien vigoureux, bien nourris, et en grand embonpoint; mais au bout d'un certain temps ils tombèrent presque tous malades d'une manière particulière, dont plusieurs, après les tentatives inutiles des remèdes, tant externes qu'internes, périrent à la fin comme ayant été attaqués d'une espèce d'affection scorbutique putride, et dont on a vu même être infectées, altérées et corrompues, les parties internes du corps de ceux qu'on avait ouverts après leur mort. » (*Winslow*, *Mémoires de l'Accadémie des sciences.*)

Un ancien tailleur d'habits m'a raconté que lorsqu'on forma la maison du comte d'Artois, on tint l'emmanchure des habits, la ceinture et les jarretières des culotes de ses gardes, si étroites, que ces malheureux, dans une torture continuelle, pouvaient à peine exécuter le moindre mouvement; il survint au plus grand nombre des engorgemens aux glandes axillaires, et une espèce de dartre sur les lombes.

Dans le marcher, dans la course surtout, les muscles en contraction expriment avec force le sang veineux contenu dans leur tissu, les veines sous-cutanées reçoivent une plus grande quantité de sang qui refoule envain sur la ligature qu'il ne peut forcer, les vaisseaux se dilatent et leurs parois cèdent audessous de la ligature. Les viellards sont sujets aux varices, parce qu'à mesure que la force tonique et la résistance des vaisseaux diminue, ils n'ont pas la sage précaution de relâcher la bande de la jarretière, ou mieux, de la supprimer. Si plusieurs ouvriers qui sont forcés par leur profession de tenir les fléchisseurs de la jambe en état de contraction, ouvrent constamment leurs jarretières, c'est qu'ils ont éprouvé qu'il était impossible de soutenir cette position avec un vêtement serré sur l'articulation ; en été lorsque la chaleur et le mouvement favorisent la dilatation, après une course, une marche de quelques heures, le malaise que la jarretière occasionne devient insupportable, au point qu'on est forcé de cesser l'exercice et de relâcher cet appareil. Les bateleurs, et tous ceux qui exercent des mouvemens rapides sur leurs articulations, se gardent bien de les comprimer ainsi pour en afaiblir le jeu. « Le peu de succès de tous ces moyens méchaniques inventés pour nous façonner comme les matières que l'art soumet au rabot et au ciseau, dit *Roussel*, devrait nous convaincre qu'autant les opérations de la nature sont salutaires, lòrsqu'elles ne ne sont pas contrariées, autant elles sont imparfaites et irrégulières, lorsque nous essayons d'y mêler nos procédés et nos caprices. ( *Physique de la femme.* )

La pression que la jarretière exerce sur la portion supérieure du *bi-fémoro-calcanien*, sans être d'un résultat aussi funeste que celle exercée sur les vaisseaux et sur les nerfs, doit cependant être indiquée comme concourant à augmenter la fatigue et la difficulté dans la locomotion ; d'ailleurs cette pression ainsi que les autres est douloureuse, et toute douleur en changeant notre mode habituel d'action, trouble les fonctions des organes secréteurs, altère leurs produits.

Ainsi la culote ordinaire, quelque soit son tissu, est défectueuse dans sa forme; elle gêne et borne les mouvemens des membres abdominaux ; la pression qu'elle exerce sur les viscères est souvent la cause immédiate et déterminante d'affections graves inconnues aux anciens qui, appréciateurs éclairés des avantages de la gymnastique, ne connaissaient point l'usage de ces vêtemens trop étroits, si peu conformes à la disposition des organes et à l'ation qu'ils doivent exercer.

Je n'en conclurai pas qu'il faut renoncer aux culotes et aux vêtemens étroits; j'ai déjà dit que de tous temps ces vêtemens avaient été en usage dans le Nord. Les variations de l'atmosphère, le danger des vicissitudes, des alternatives du froid et de la chaleur, ont dû engager de bonne heure les peuples de ces contrées à porter des vêtemens peu amples, et qui en s'appliquant sur leur corps, conservent en tout temps une température également douce autour d'eux. La nature de leurs exercices, la guerre, la chasse, les longs voyages, exigent aussi un vêtement serré, dont la forme appropriée à l'usage des organes, les fortifie, soutient les muscles dans la contraction, les viscères dans leur position naturelle, et prévient leur déplacement.

Ainsi je veux que les culotes se moulent sur les membres, et en indiquent les formes; mais en même temps j'exige que loin de porter obstacle aux mouvemens et à la locomotion, elles aident les organes dans leurs fonctions, qu'aulieu de les afaiblir elles les fortifient. Je vais démontrer que ces conditions peuvent s'allier : une exposition rapide, et précise des organes, de leur dispositon, en me facilitant les moyens de considérer leur action, me conduit à déterminer la meilleure forme possible de ce vêtement, à indiquer la manière la plus avantageuse d'en prendre la mesure.

On remarque à la face fémorale du bassin, la cavité cotyloïde, c'est le centre de l'articulation de la cuisse; elle reçoit la tête du fémur qui détermine la longueur de ce membre, et l'étendue de ses mouvemens. A l'extrémité tibiale du fémur en avant de sa surface articulaire, est placée la rotule qui détermine la forme du genou, borne l'étendue des mouvemens de rotation du tibia sur cet os.

Vingt et un muscles d'un volume et d'une force assez considérables, qui des différentes régions du bassin, se fixent sur les trochanters, sur le corps du fémur, sur la rotule, l'extrémité fémorale du tibia et la tête du péroné, déterminent la grosseur de la fesse, la forme de la cuisse, et par leurs contractions successives ou simultanées, rendent la disposition méchanique du squélete susceptible d'exécuter les mouvemens les plus étendus et les plus variés.

L'aponeurôse fémorale recouvre les muscles, les contient dans le relâchement, les soutient pendant leur contraction et ajoute encore à l'énergie; on trouve entre tous ces muscles un tissu cellulaire plus ou moins lâche et abondant qui remplit tous les interstices et se prête à tous les mouvemens. La peau, organe de la transpiration et de l'absorbtion, recouvre toutes ses parties et les enveloppe extérieurement.

L'abdomen inférieurement et postérieurement fortifié par des os et des muscles puissans, ne l'est antérieurement que par des aponeurôses et des muscles assez minces; l'anneau sus-pubien et l'arcade inguinale, qui donnent passage, l'un au cordon des vaisseaux testiculaires, l'autre aux vaisseaux et nerfs cruraux, ne sont fermés que par la lame mince et peu résistante du péritoine; cette disposition favorise les hernies, qui en Europe attaquent au moins le vingtième des hommes.

Enfin, antérieurement, audessous du pubis, sont les organes de la génération, doués d'une sensibilité particulière, dont la peau susceptible d'une contraction manifeste et d'un relâchement remarquable en certaines circonstances, est garnie d'un nombre considérable de follécules sebacées. Les peuples les moins civilisés ont toujours eu la précaution de garantir ces organes en les voilant au moins avec des feuilles, des portions d'écorces, des lambeaux de peaux (*l*).

Dans l'homme jouissant de la plénitude de ses facultés, tout concourt à maintenir le bien-être; ce léger aperçu des organes que recouvre la culote ordinaire, démontre avec quelle impartialité je me suis élevé contre les vices de ce vêtement qui, par la roideur de ses formes, dérange ce concours, détruit cette harmonie des fonctions qui constitue le bien-être, qui loin de prévenir les accidens, les occasionne, ou du moins ne peut s'y opposer.

Je vais indiquer les conditions que ce vêtement doit avoir pour maintenir en toutes circonstances les organes dans l'état le plus conforme au principe général d'action qui leur est propre.

L'étude de l'anatomie nous fait connaître que la partie faible de l'abdomen, est principalement celle de l'anneau sus-pubien et celle de l'arcade inguinale; l'expérience nous démontre que c'est sur ces points que se manifestent principalement les hernies si nombreuses dans certaines classes d'hommes, dans les camps surtout; la ceinture loin de les prévenir, concourt quelquefois à les faire naître, parce que, comme nous l'avons remarqué, appuyée sur la crète de l'ilium, elle se continue en ligne transverse, et sangle la partie moyenne de l'abdomen.

Il faut lui donner une autre direction. Arrivée sur l'épine antérieure de l'ilium, aulieu de se continuer en ligne directe sur l'abdomen, il faut qu'elle s'élargisse inférieurement, qu'elle descende en décrivant une portion d'ellipse pour prendre le contour de l'aine, et soutenir ainsi la portion inférieure de l'abdomen; cette disposition est indiquée par la conformation des aines. Aucune des culotes ordinaires ne présente cet avantage; le bouton inférieur serait placé sur le pubis, et les autres monteraient sur l'abdomen. On peut tenir également cette ceinture haute et large à volonté; mais je dois observer qu'il est au moins inutile de la prolonger sur les dernières côtes sternales; car alors à moins que de la soutenir par des bretelles, elle borne d'autant la dilatation du thorax et change l'ordre de la respiration.

Outre les avantages que la ceinture ainsi établie présente sous le rapport des hernies, elle en offre un non moins réel sous celui de l'exercice et de la liberté des mouvemens, car s'adaptant en entier aux formes du tronc, elle aide dans tous les sens l'action musculaire, réprime ou prévient l'expansion du tissu cellulaire, et les incommodités qui l'accompagnent ou en dérivent.

On conçoit que la partie oblique descendante de la ceinture, doit être liée au corps de la culote, si elle est à *patte*, ou seulement à la doublure dans la direction du pli de l'aine, si elle est à *pont*.

Une ceinture faite et placée de cette manière, est la meilleure que l'on puisse porter; elle favorise l'action des organes, elle conserve, marque l'élégance et la beauté des formes, elle peut prévenir des accidens très-graves, et dans aucune circonstance elle ne peut nuire. Les gens de guerre, les cavaliers, surtout, ne devraient pas en porter d'autres.

Nous avons remarqué que la culote ordinaire loin de faciliter la locomotion, la gênait, que tout mouvement d'une certaine étendue s'exécutait difficilement sous ce vêtement; ce défaut provient principalement de la manière de prendre la me-

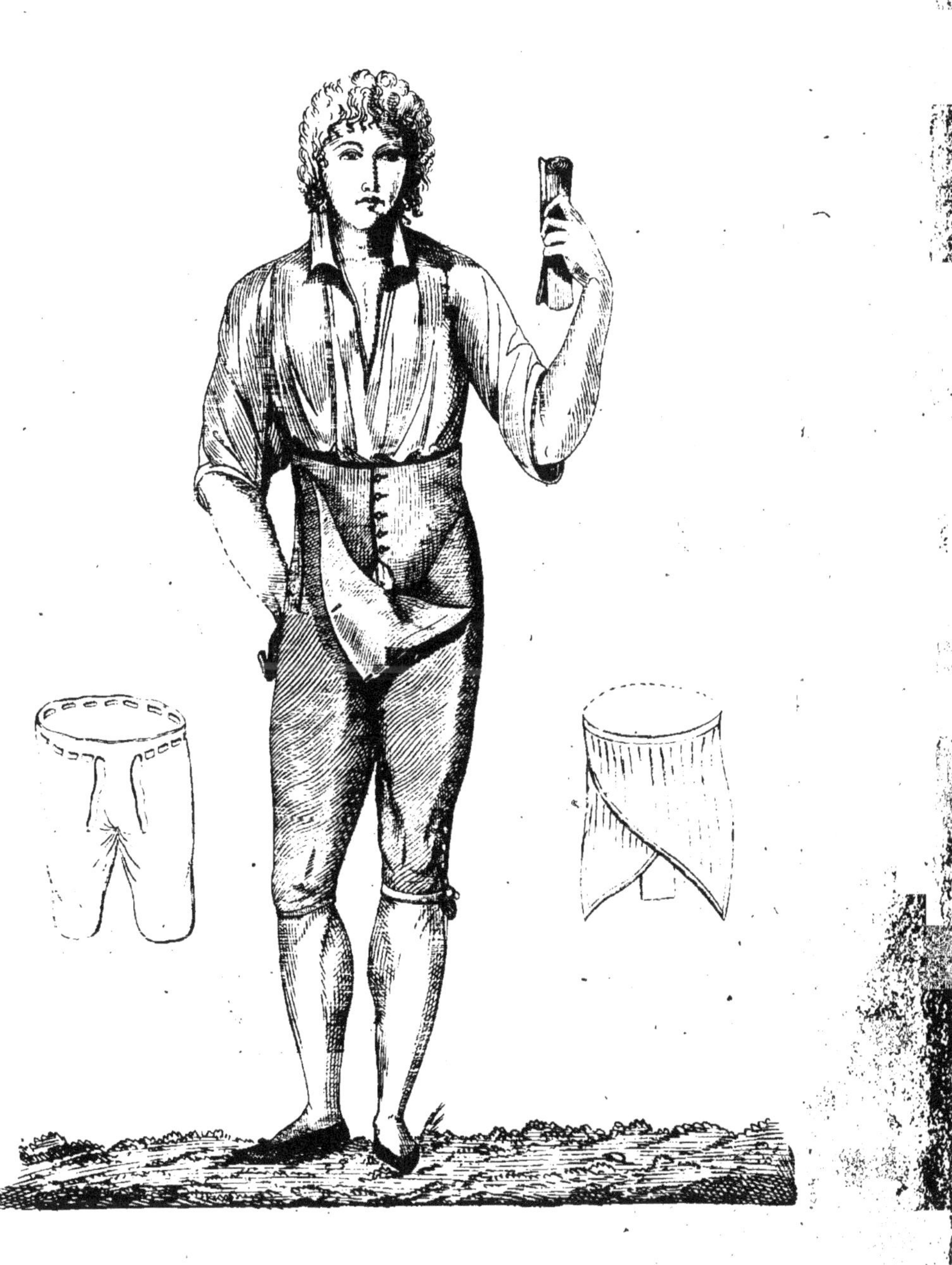

sure. Tant que l'on conserve l'attitude droite, la gêne n'est pas sensible, la mesure ayant été prise dans cette position qui suppose le moindre développement possible des surfaces; mais tout autre état, tout changement de position, toute flexion considérable du fémur sur le bassin, ou du bassin sur le fémur, exigent des efforts auxquels l'étoffe ne résiste pas, et si elle résiste, elle borne sensiblement le mouvement, puisqu'elle ne conserve pas alors une proportion exacte avec le membre qu'elle revêt, la ligne angulaire que dans cette position la cuisse décrit étant bien plus étendue que la droite dans la station. Il en est de même pour le genou, lorsque la jambe est fléchie sur la cuisse. Ces inconvéniens disparaîtraient si la mesure était prise ainsi.

La cuisse étant fléchie sur le bassin, et la jambe sur la cuisse, de façon que du calcaneum au trochanter, on trouve l'ouverture d'un angle de quatre-vingt à quatre-vingt-dix degrés; du sommet de la crête de l'ilium, sur lequel repose le bord inférieur de la ceinture, une première mesure descendrait sur le trochanter à la hauteur de l'axe de la tête du fémur; du trochanter, une seconde descendrait jusqu'au niveau de la trochlée du fémur, à l'extrémité supérieure du condyle, d'ou une troisième se prolongerait le long du genou fléchi, audessous de la tête du peroné.

La mesure de la longueur ainsi déterminée, la cuisse restant dans la même position, la première mesure de grosseur serait prise depuis l'épine supérieure de l'ilium, jusqu'à la tubersité ischiatique, embrasserait la cuisse dans sa plus grande proportion, et viendrait rejoindre le point de son départ; une seconde prendrait la grosseur du milieu, comme c'est la coutume; une troisième embrasserait le genou, en passant sur la partie moyenne de la rotule. C'est ainsi que la mesure doit être prise, si l'on veut faire usage d'une culote commode qui allie les graces et l'économie à l'utilité.

La jarretière aulieu d'être serré par une boucle de métal, le serait plus convenablement par une rosette, qui n'exercerait qu'une pression douce sur les tégumens.

L'insertion des fléchisseurs de la jambe sur la cuisse, et du talon sur la jambe, exige aussi que la portion inférieure et postérieure du corps de la culote soit tenue plus courte que l'antérieure d'un pouce au moins, pour la culote d'un adulte; les tendons de *l'iskio-fémoro péronien*, et *iskio-poplitie-tibial*, les fibres charnues de l'extrémité supérieure du *bi-fémoro-calcanien*, ainsi dégagées, concourraient avec plus d'aisance. La liberté pour les fonctions de la locomotion, recommande cette précaution, tandis que les maux résultans de l'abus des ligatures, nous font connaître combien il est

important

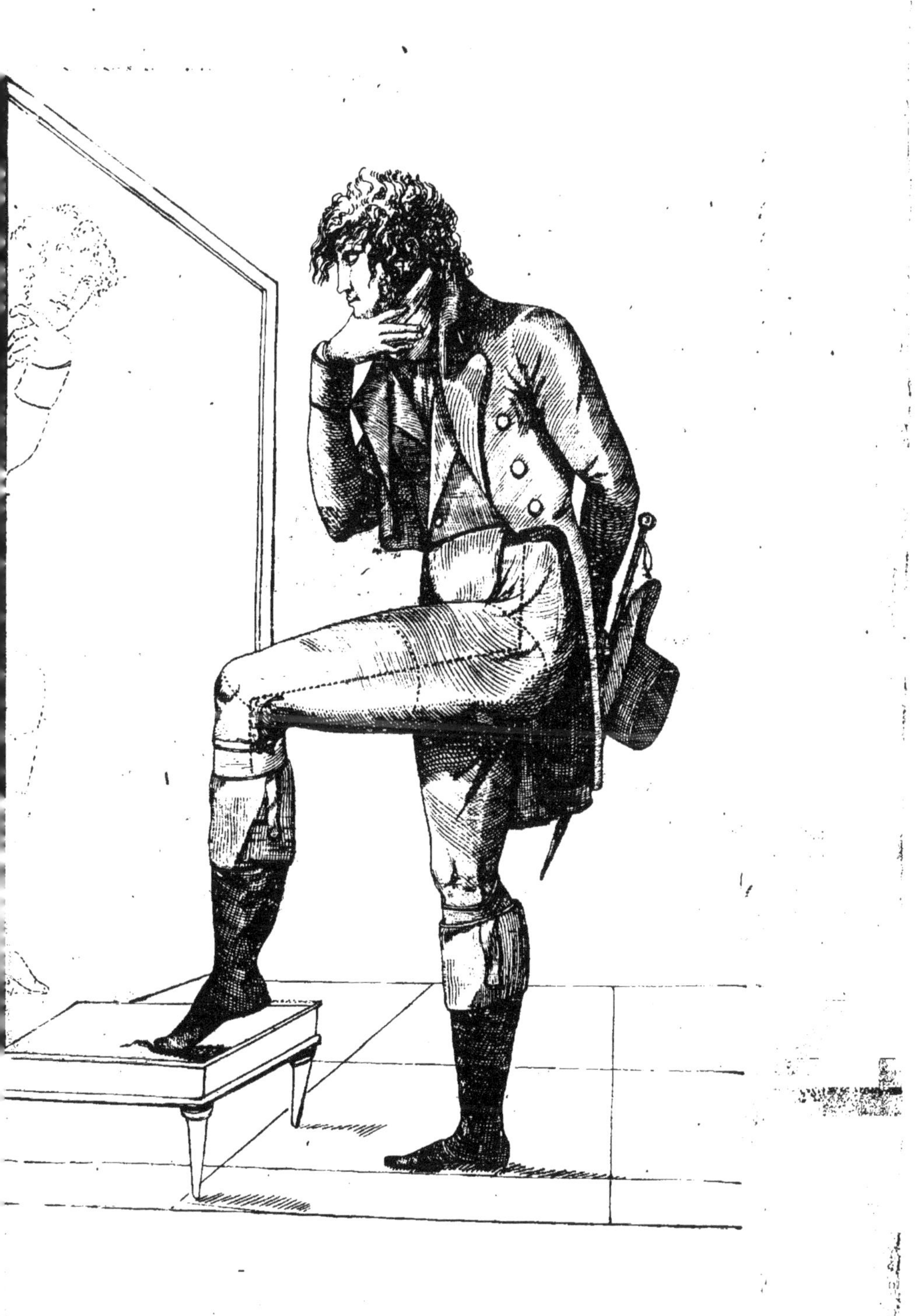

important de ne point trop serrer le vêtement sur ces parties.

Plusieurs voyageurs prétendent avoir remarqué que les peuples qui ne portent pas de culotes, ont les organes de la génération plus développés que ceux qui en font usage : on en dit autant des boulangers de Paris. Sans croire absolument que les culotes influent sur les proportions de ces organes, on conviendra cependant que le froissement et les pressions continuelles peuvent à la longue altérer leur sensibilité. Ainsi les culotes qui les compriment peuvent devenir nuisibles, et celles qui ont une ampleur considérable ne peuvent être d'aucune utilité dans les circonstances ou les organes ont besoin d'être soutenus. Ces deux extrêmes sont également vicieux ; il faut que la culote fasse en tout temps fonction de suspensoir : on obtiendrait cet avantage en ménageant, depuis la hauteur du pubis jusqu'au devant du periné, un repli dans l'étoffe ; ce repli soutenant les organes dans leur position naturelle, donnerait en outre aux abducteurs de la cuisse, le moyen d'exécuter les mouvemens d'abduction sans difficulté dans toute l'étendue dont ils sont susceptibles(*m*).

Une culote faite d'après ces considérations, et sur les mesures que je viens d'indiquer, est la meilleure que l'on puisse porter ; elle remplit toutes les conditions requises dans un vêtement commode et sain, elle procure tous les avantages desirés dans ceux des peuples de l'Europe, grace, aisance, économie.

Les voyageurs, les gens de guerre, les hommes laborieux et raisonables, qui apprécient les effets de la gymnastique, jugeront qu'ainsi conditionnée, elle afranchit de toute gêne dans toute espèce d'exercice, préserve des accidens auxquèls sont sujetes les parties qu'elle recouvre, qu'elle n'altère point les formes, et qu'elle favorise les fonctions.

Il est vrai qu'uniquement adapté aux usages, à la forme des organes, ce vêtement peu susceptible des modifications que le caprice des modes introduit tous les jours, ne satisfera pas l'amour-propre de ceux sur qui les modes exercent un empire tyrannique, ceux-là doivent se résigner; s'ils veulent toujours souffrir, toujours supporter les tourmens et les maux qu'un vêtement mal fait occasionne, il ne tient qu'à eux.

Je terminerai ces considérations par quelques corollaires :

1o. Les vêtemens ne sont pas uniquement un objet de luxe et de parure; mais en garantissant la surface du corps de l'impression immédiate de l'air, de ses vicissitudes, ils concourent à former une sorte d'atmosphère chaude, humide, qui entretient la souplesse, la sensibilité de la peau, et concourt beaucoup à la santé, à l'exercice des fonctions.

2°. La forme des vêtemens, leur substance, le mode de leur tissure doit varier, non-seulement suivant les climats, les saisons, mais encore selon l'âge et les habitudes. L'auteur du livre de la *Diète salubre*, prescrit de porter en automne et en hyver, des vêtemens épais et nets ; mais en été, dit-il, ils doivent être imprègnés d'huile.

3°. Les vêtemens peuvent devenir un moyen de contagion, surtout pour quelques maladies de la peau.

4°. Lorsqu'un vêtement est imprègné d'un virus, on le purifie par la lotion dans l'eau, ou mieux encore en l'exposant au gaz acide muriatique oxigèné.

5°. Des vêtemens d'un tissu âpre, auxquels on n'est pas accoutumé, peuvent déterminer des maladies de la peau, *asperorum vestimentorum insolita gestatio*, suivant l'expression des traducteurs de l'ouvrage d'Hippocrate, sur l'usage des choses humides.

6°. Les tuniques de laine dans les maladies de la peau, et surtout dans quelqu'espèce de jaunisse, produisent une démangeaison insupportable.

7°. Dans la convalescence des maladies aigues, il faut apporter beaucoup d'attention aux vêtemens. Hippocrate, à la suite du *typhus*, recommandait aux convalescents de porter un habillement doux et léger. (§ 3, des maladies internes).

8°. La nature de l'étoffe, la préparation des tissus, leur coloration influent beaucoup sur la salubrité des vêtemens et leur durée.

9. Dans le nombre des vêtemens colorés, préparés avec des laines, quelques-uns sont facilement attaqués par des insectes, d'autres, quoiqu'on ne les porte pas, s'altèrent plus ou moins promptement, ils se carbonifient, deviennent secs, cassants, surtout si on les conserve dans des endroits humides et peu aërés. Hippocrate avait remarqué que les habillemens de peau, serrés et fortement comprimés l'un contre l'autre, se détruisaient et perdaient leur consistance comme s'ils avoient été exposés à l'action du feu. (de la Nature de l'enfant).

10°. Ceux qui se livrent à des exercices violens et répétés doivent préférer les vêtemens d'un tissu lâche et d'une matière très-conductrice du calorique, aux vêtemens d'un tissu serré et peu conducteur; car les produits de la transpiration, retenus autour du corps, afaiblissent l'action des organes, émoussent leur sensibilité ; au contraire, les vêtemens légers et d'un tissu lâche, facilitent l'évaporation, permettent le renouvellement et l'action stimulante de l'air atmosphérique sur les organes.

C'était l'opinion de l'auteur du livre de la *Diete salubre.* Ainsi l'usage des draps imperméables, inventés dans ces derniers temps, peut, dans quelques cas, n'être pas exempt d'inconvénient.

11°. L'usage des vêtemens trop étroits et mal appropriés aux formes du corps, peut troubler l'exercice des fonctions et nuire à la santé. Ainsi la connaissance des organes, des lois qui les dirigent, des affections dont ils sont susceptibles, et des phénomènes qui résultent de leur altération, doit déterminer la forme et la disposition du vêtement des peuples actifs et laborieux de l'Europe.

12°. Chez les peuples vêtus convenablement, les maladies éruptives, les affections cutanées doivent être moins dangereuses que chez ceux qui sont restés nuds.

# NOTES.

( *a* pag. 4. ) Les temps héroïques sont spécialement caractérisés par l'usage des vêtemens de peau sans apprêts ; les chefs des nations les plus valeureux portaient la dépouille des bêtes féroces qu'ils avaient domptées ; les vestiges de cette coutume subsistent encore chez les peuples civilisés, dans les manteaux des souverains, qui sont garnis de fourrures ; les fleurons de leurs couronnes ne sont que les cornes, les oreilles simétriquement réduites de la tête des animaux, dont les premiers chefs, *Jupiter Ammon*, *Bacchus*, *Hercules*, *Moïse*, *Lycaon*, *etc.*, *etc.*, se décorèrent en signe de victoire.

Les métamorphoses des dieux indiquent pour la plupart de quelle peau le héros était vêtu quand par telle grande action, il mérita l'apothéose, ou par tel grand crime il épouvanta les hommes.

Les peaux de boucs restèrent aux bergers qui s'en couvrirent les lombes, d'où la fable des satyres, boucs de la ceinture aux pieds.

Les Germains se sont long-temps servis de peaux de bœufs, auxquelles ils conservaient les cornes, les oreilles et la queue. Cet appareil leur donnait un air formidable à la guerre. Ces peaux n'avaient reçu aucune préparation. Les Lybiens sont les premiers qui, par des préparations particulières, ayent cherché à augmenter la qualité des peaux, à ajouter à leurs propriétés.

Les Parthes ensuite excellèrent dans la tannerie : on sait que les Romains apprécièrent tellement les ouvriers de cette nation, que du temps d'Auguste, ils leur assignèrent sept vastes tanneries dans un quartier de Rome.

( *b* pag. 5. ) Les auteurs anciens se sont peu livrés aux recherches sur les habillemens ; je n'en connais aucun qui entre dans quelque détail satisfaisant sur l'origine et la forme de la majeure partie de ceux en usage lorsqu'il écrivait, et sans les monumens qui nous restent en très petit nombre, nous ne pourrions avancer avec quelque certitude que tel vêtement avait telle forme, et qu'il était plutôt destiné à couvrir telle partie que telle autre.

Non que ces sortes de descriptions fussent méprisées des anciens ; c'est qu'alors il y avait peu de changement dans les costumes, et qu'un auteur voyant un vêtement adopté, sachant que de temps immémorial il avait été le même, croyait superflu de donner la description d'un objet connu, que chacun avait sous les yeux, et que personne ne songeait à réformer ; c'est que les vêtemens destinés seulement à couvrir le corps, à le préserver, n'exigeaient pas ces coupes recherchées dont les règles ne peuvent être tracées que par des écrivains exacts ; c'est que nul accident, nulle difformité, n'étant alors la suite de l'usage des vêtemens, on ne prévoyait pas qu'un jour les vêtemens seraient la cause déterminante d'accidents et de difformités.

Si les anciens nous ont laissé peu de descriptions dans ce genre, si même ils n'ont pas songé qu'un jour elles pourraient nous être utiles ; il ne faut donc pas nécessairement en conclure que certains vêtemens n'étaient pas en usage, ou n'étaient pas connus ; ainsi la culote, sur laquelle j'ai dirigé mes recherches, faisait partie de l'habillement de plusieurs peuples anciens ; mais sa forme variait comme ses dénominations, l'*anaxyris* et le *sarbalim* des Orientaux étaient amples et longs, le *braca* des Gaulois était court, le *manachaz* des prêtres hébreux, le *subligar* des pantomimes romains, n'étaient dans l'origine qu'un suspensoir que la trousse des bateleurs, à son ampleur près, rappelle assez exactement. Le *tonnelet* des brasseurs nous donne la meilleure idée du *limus* des victimaires romains, et probablement du *calasiris* des Egyptiens : on voit que tout cela n'était qu'une cu'o e différemment modifiée, toujours placée sur les lombes, serrant l'abdomen, descendant sur les cuisses plus ou moins bas, les couvrant plus ou moins exactement.

*Lazare Barf* croit que le *subligar* différait de l'*anaxyris* et du *braca*, qui descendaient sur les cuisses, d'où leur vint le nom de *femoralia*, *feminalia*, tandis que le *subligar*, ou *subligaculum*, n'était destiné qu'à couvrir et à maintenir les organes de la génération. *Isidore* de *Seville* n'est pas entièrement de cet avis..... *femoralia nominabantur, quod et femora tegebant, bracæ quod sint breves et verecunda corporis iis velentur* ( *originum* lib. 19. cap. 22. ) Mais *Braunius* réfute cette étymologie ; il croit avec d'autres savans que le mot *bracha* dérivant de l'hébreu *berech*, ou du syriaque *borcho*, GENOU, indique contre l'opinion d'*Isidore*, un vêtement qui dès l'origine devait couvrir les cuisses et les genoux. *Henri Étienne* fait dériver le *braca* gaulois du celtique *brag*, dont nous avons fait *bragué*; cette étymologie me paraît préférable. Nul doute sur la signification des mots grecs ἀναξυρίς, περισκελή, vêtemens des cuisses. Des auteurs graves prétendent aussi que le mot caleçon dérive de *caliga*, espèce de chaussure des anciens, qui du pied montant sur la jambe, a fini par envahir les cuisses. (*Nigronus de caliga.* )

*Trogue-Pompée* attribue l'invention des culotes à *Semiramis*, et *Justin* l'abréviateur, raconte comment cette princesse, après la mort de son époux, alarmée sur son sort si les rênes du gouvernement lui échappaient, prit la résolution de se substituer à son propre fils, auquel d'ailleurs elle ressemblait ; comment pour n'être pas trahie par ses formes féminines, elle inventa un habillement qui lui couvrait les cuisses et les bras ; enfin par quel motif elle ordonna aux peuples de son empire de suivre cette mode; *igitur brachia ac crura velamentis, caput tiara tegit, et ne novo habitu aliquid occultare videretur, eodem ornatu et populum vestiri jubet; quem morem vestis gens universa tenet.* (Justin liv. 1.)

Voilà l'origine des culotes dans l'Orient, à moins qu'avec quelques Rabbins on ne prefere l'attribuer à Dieu lui-même qui fabriqua pour *Adam* une belle culote de la peau du serpent quand il le chassa du paradis terrestre; mais comme cela n'est pas bien prouvé, je laisse aux commentateurs à éclaircir ce point important de l'histoire des culotes; j'observe seulement que les successeurs *d'Adam* furent peu soigneux d'en maintenir l'usage; chacun sait que si *Noë* l'eût conservé, *Cham* n'eût pas encouru sa disgrâce et les malédictions qui justifièrent la proscription de ses enfans par leurs frères les Juifs. Quoiqu'il en soit les culotes ne furent établies chez le peuple hébreu que pour les enfans de *Levi* qui porterent les mêmes dans le desert, pendant quarante ans, sans les user. *Facies et feminalia linea ut operiant carnem turpitudinis suœ à renibus usque ad femora* (exod. ch. 28, ℣. 42. Mais les caleçons de *Sémiramis*, créés sous de plus heureux auspices que sa Babylône même, sur la position de laquelle les géographes sont à peine d'accord, ses caleçons ont fait le tour du globe, ils ont traversé les siècles sans interruption. L'usage en fut de telle rigueur, que c'est pour les avoir quittés et s'être revêtu du vêtement des femmes, que, plusieurs siècles après cette princesse, son descendant *Sardanapale* fut assassiné par *Arbace*, *quia muliebriter vestitus erat*, disent *Ctesias* et *Justin*; *Hérodote* raconte que le Scythe *Scyles* fut détroné par *Octamasade* pour avoir quitté son *anaxyris* et s'être revêtu de la tunique grecque.

Tous les érudits connaissent la reflexion de ce jeune homme

que *Mithridate* fit fouiller, le soupçonnant de cacher un poignard sous ses vêtemens. *Scrutatori curiosius imum ventrem pertractanti, ait caveret ne aliud telum inveniret quam quereret.* (Just. l. 28), ce jeune homme avait une culote. D'ailleurs les monumens de Persepolis, dont les ruines visitées par le chevallier *Chardin* et *Corneille* de *Bruyn*, nous montrent plusieurs personnages dans ce costume, et les Sarmates tout couverts d'un vêtement étroit, disposé en formes de plumes, marquant leurs membres si exactement que selon *Ammien-Marcelin* ilsavaient l'air d'hommes de fer, *totum braccatum corpus*, dit *Pomponius-Mela*, et les Scythes toujours en culote selon *Hippocrate*, et plusieurs autres autorités suffiraient pour mettre hors de doute, que de temps immémorial les hommes dans l'Orient du monde connu des anciens, ont affecté de couvrir leurs cuisses d'un vêtement particulier. Les Perses selon *Strabon* au lieu d'un simple caleçon en porterent trois l'un sur l'autre. *Principes anaxyridem triplam habent.* ( Strab. liv. 15. ) Les colonnes *Trajane* et *Antonine*, l'arc de *Severe* font connaître la forme des caleçons des Parthes, des Daces, des Phrygiens etc. etc. etc. *Montfaucon* dans son quatrième tome de l'Antiquité expliquée a donné quelques éclaircissemens sur ce vêtement des Barbares. Les anciens monumens représentent Orphée avec une culote; et *Philostrate* dit de lui : *plurimum namque Orpheo gaudebant incolæ, tiaram forsan et bracas admirati* . . . . . ( de vita Apoll., l. 1, cap. 18. )

Les savans *Turnebe*, *Juste-Lipse*, *Casaubon*, *Bochard*, *Saumaise*, etc. etc. ont longuement disserté sur les vêtemens des anciens, et sur leurs culotes. *Albert Rubenius*, *Octave Ferrari*, *Braunius*, *Bynœus*, *Grævius*, *Nigronus*, etc., etc., ont presque épuisé la matiere dans leurs dissertations phylologiques. *Benoît Baudouin* enchérissant sur l'opinion d'*Elieser*, et des autres rabbins, croit que non-seulement Dieu fut le premier tailleur d'habits, mais qu'il fut encore le premier cordonnier, car il fit des souliers à Adam qui se blessait les pieds en marchant sur les ronces et les épines que la terre produisit après son péché, ( Genèse, l. 3, ℣. 18. )

( *c*, pag. 6. ) On peut croire que l'inclémence des saisons et l'âpreté des longs hivers, porta les peuples septentrionaux à inventer les vêtemens étroits. Mais il n'est pas prouvé que le vêtement des cuisses ait été adopté dans l'intention premiere de preserver du froid. Car 1°. *Tacite* parlant des Germains de son temps, dit en termes bien positifs, qu'ils n'avaient que le *sagum* qui, fixé sur les épaules par une épine, tombait seulement sur les fesses. *Tegumen omnibus sagum fibula aut si desit spina consertum, cætera intecti* ( Tacit, de Moribus et populis Germaniæ. )... *Nudatis ipsis met genitalibus germani majores incedebant*, dit Phil. Cluvier. La belle et curieuse dissertation de *Conring*, *de habitu corporis Germanorum*, met cette coutume des Germains au rang des verités historiques. Il paraît cependant que les chefs et les plus opulens portaient des culotes, *distinguntur veste stricta singulos artus exprimente* ( Tacite loc. cit. ) *Jules-Cœsar* remarque dans ses Commentaires, que les Sueves plus septentrionaux que les Germains étaient presque nuds, c'était un peuple de géans, *immani corporum magnitudine. ... atque in ea se consuetudine adduxerunt ut locis frigidissimis neque vestitus præter-pelleis habeant quicquam, quarum propter exiguitatem magna est corporis pars aperta, et laventur in fluminibus.* Cette observation peut s'étendre à tous les peuples du Nord, *immanes animis atque corporibus*, disent aussi *Pomponius-Mela*, *Vi-*

*truve* et *Strabon*. Tous allaient nuds comme les habitans des iles britanniques, les Pictes et les Calédoniens.

2°. Aujourd'hui le triste habitant des terres Magellaniques ne sait que s'envelopper les épaules dans des peaux de veaux marins, qu'il quitte quand il se livre au moindre travail. C'est ainsi qu'en 1569 *Narboroug* vit les habitans de la baie Élisabeth, que *Byron*, *Bougainville*, *Wallis*, *Cook* et *Vancouvert* les ont retrouvés. *Isbrants-ides* et *Lebruyn* ont vu les Ostiaks supporter les rigueurs d'un froid épouvantable sans autre vêtement que des intestins, d'esturgeons.

Si des nations entières ont pu subsister sous les plus hautes latitudes, sous les parallètes correspondantes des deux hemispheres, au milieu des glaces, et dans l'horreur d'un hiver éternel, presque sans vêtemens, doit-on conclure que le *braca* des Gaulois trouve son origine dans la dureté de la saison? Les Pictes, les Sueves étaient nuds, et les Gaulois auraient inventé le *braca* pour se préserver du froid dans le département des Bouches-du-Rhône?

Les premiers Romains qui porterent des caleçons, des bandes sur leurs cuisses, alleguerent une maladie; les peuples du Nord qui les premiers porterent quelque chose d'analogue, ont à mon avis été dans le même cas; ils étaient souvent en guerre, toujours chasseurs sur un sol herissé d'épines, *terra in universum aut silvis horrida aut paludibus fœda*. (Tacit, de *moribus*). Une blessure, un ulcere firent imaginer au plus intelligent de se couvrir de lambeaux, de bandes de peau; il s'en trouva bien, l'usage devint général et le vêtement fut perfectionné. On sait aussi qu'il était deshonorant chez les peuples du Nord d'être blessé à la region de l'aîne; chez les Grecs c'était à la tête; il est possible que ce prejugé ait fait inventer la culote aux uns comme il fit inventer le casque aux autres. En adoptant ce vêtement, nos grossiers ancêtres se bornerent à le rendre commode; il devait d'abord les préserver des atteintes immédiates des corps étrangers, mais comme en se civilisant ils perdaient de leur vigeur, il dut bientôt les garantir de l'âpreté de la saison qu'ils ne supportaient plus aussi facilement. » *Pellibus et laxis arcent male frigora bracis* ( Ovide, trist. lib. 3. éleg. 10. )

Peut être est-il impossible de déterminer l'époque à laquelle les Gaulois adopterent le *braca*, leurs monnumens sont peu nombreux et de date incertaine; mais on ne peut douter qu'ils resterent long-temps nuds, et qu'en suite ils ne virent rien de plus délicat qu'une ceinture de cordes, ( *Caylus Antiquités Gauloises.* ) Ce fut avec cet ornement qu'ils se plurent à représenter leurs divinités avant que de leur donner des culotes.

Il est également vrai que le *braca* ne fut pendant long-temps le vêtement commun que d'une partie des peuples de la Gaule, car ce fut la colonie Phocéenne fondatrice de Marseille, qui, à cette partie que César appellait *Provincia*, et qu'Auguste désignait sous le nom de *Narbonensis*, donna long-temps auparavant celui de *Braccata*, à cause du vêtement particulier et en quelque sorte distinctif, des peuples qui l'habitaient. *A Græcis massiliensibus Gallia Braccata, appellata sic à Bracis.* ( *Isidore de Séville*, Origin. ) C'est à ces Gaulois que *Brague* de Portugal doit sa fondation et son nom *Braga*.

Les Belges décrits par Strabon, affectaient de porter le *braca* et des vestes courtes, *bracis utuntur circum extentis, utuntur loco tunicarum veste fissili manicata usque ad pudenda, et nates demissa.* ( Strab. l. 4 ). Les Gaulois se servaient aussi de ces sortes de vestes courtes.

*Dimidias que nates Gallica palla tegit.* ( Martial, épig.

8.

93, l. 1 ). Mais j'ignore si les Belges reçurent ces modes des Gaulois de la Provence, ou si les Gaulois les prirent chez les Belges; seulement il paraît que chez ces barbares les vêtemens étaient de cuir dans l'origine; mais lorsque devenus plus industrieux, ils purent faire de grands panniers d'osier pour brûler leurs prisonniers, ils eurent aussi assez d'intelligence pour fabriquer les étoffes rayées de leurs culotes. *Illi virgatis jaculantis ab inguine brachis.* ( Properce, l. 4 ). Ces vêtemens étaient généralement étroits. Une épigramme de Martial nous autorise cependant à croire que la culote des Bretons était large; c'est la vingt-unieme du onzieme livre. *In lydiam laxam tam quam veteres brachæ Britonis pauperis.*

( *d* Page 9 ) Avant l'usage des vêtemens, les peuples du nord de l'Europe, avaient la ressource de la cosmétique; ils se peignaient le corps avec de l'huile, des graisses, des terres colorées par un oxide; mais cette ressource bonne contre les insectes, est insuffisante contre la dureté d'un atmosphère de glace.

Les Pictes, les Agathirses, les Gélons, les Juifs, et plusieurs autres barbares, ont eu la coutume de se peindre de couleurs inéfaçables qu'ils introduisaient sous l'épiderme, comme cela se pratique encore en plusieurs pays. Les Romains appellaient leurs prisonniers ainsi tatoués, *litterati*, *polygrammati.* Chez quelques-uns, la grandeur, l'éclat de la peinture et ses compartimens, étaient le signe de la puissance et du rang dans la nation.

Depuis le quarantième degré de latitude boréale jusqu'au trentième parallele, les peuples de l'Amérique lors de sa découverte, suppléaient à toute espèce de vêtement par une couche de fecule de *bixa orellana*, ou de toute autre drogue rouge, dont ils faisaient un onguent;

cette préparation leur donnait la couleur d'une écrevisse cuite. Les Virginiens prétendaient qu'elle leur servait l'hyver contre le froid, et l'été contre la chaleur (*Histoire du Nouveau Monde par Jean de Laet*, *liv.* 3 ).

Au reste, cet usage est de tous les temps et de tous les pays ; les Romains s'y sont conformé en peignant leurs triomphateurs de la tête aux pieds, et leurs divinités aux grands jours de fête. On le retrouve encore aujourd'hui dans plusieurs contrées de l'ancien et du nouveau monde. A Taiti, les femmes au rebours de Jésabel,

» Qui avait soin de peindre et d'orner son visage,
» Pour réparer des ans l'irréparable outrage ».

se peignent seulement les cuisses et les fesses en bleu, pour paraître plus belles aux yeux des étrangers. Les nouveaux Zélandais se *sillonnent les cuisses de noir et de blanc, ce qui leur donne un air de culotes rayées ; une épaisse couche de boue, recouvre tellement les habitans de la baie Botanique, qu'on ne peut distinguer leur couleur que très difficilement, et par-dessus ils se peignent de rouge et de bleu*, dit le capitaine Cook. . . . . Que le vêtement soit de cuir, de laine ou de boue, comme celui du nouveau Zélandais, qu'importe, pourvu qu'il prévienne la débilitation, qui, succédant à l'impression d'un froid rigoureux, détruit la sensibilité. *Montaigne* prétend que, *si nous fussions nés avec condition de cotillons et de gregues, il ne faut pas faire doute, que nature n'eut armé d'une peau plus épaisse, ce qu'elle eut abandonné à la batterie des saisons, comme elle a fait le bout des doigts et plantes des pieds*. . . ( Essais, liv. I, chap. 35 ). Sur ce sujet, comme sur tout ce qui est relatif à la médecine, *Montaigne* se trompe ; l'homme dans les climats variables, *naît avec condition de vêtement* ;

s'il ne s'y soumet, il souffre, il ne peut se perfectionner, le froid engourdit et tue ses facultés.

*Propter ea quæ fere res omnes aut corio sunt*
*Aut setá, aut conchis, aut callo, aut cortice tectæ.*
( Lucrèce, liv. 4 ).

Sans le vouloir, *Montaigne* appuie cette vérité physiologique, dans sa citation du combat près de Plaisance, *où les Romains qui allèrent à la charge, le sang figé et les membres contraints de froid, souffrirent grand désavantage des Cartaginois, qui avaient allumé du feu dans leur ost, et auxquels Annibal avait fait distribuer de l'huile, afin que, s'oignans, ils rendissent leurs nerfs plus souples et dégourdis, et éncroutassent leurs pores contre les coups de l'air et du vent gelé qui courait alors.*

( *e Page* 15 ). C'est incontestablement autant à l'horreur que les Grecs ressentaient pour les vêtemens étroits, qu'à leur gymnastique, que sont dues ces belles formes, ces proportions majestueuses que notre dégénération nous fait traiter d'idéales. Comme ils n'avaient pas sur la pudeur des idées aussi exagérées que nous, ces peuples qui vivaient sous un ciel favorable, s'occupèrent peu de voiler une partie plutôt qu'une autre; le costume héroïque était une nudité absolue. *Græca res est nihil velare*, dit *Pline*; les travaux des champs, les courses, presque tous les jeux publics et la fameuse gymnopedie, s'exécutaient sans vêtemens. La princesse *Nasicaa* nue, dansait la spheristique avec ses femmes, quand *Ulysse* nud l'aborda sur le rivage des Phéaciens. Les *Tyrenniennes* allaient nues dans leur ville, au rapport de *Théopompe*, et pendant long-temps les vétemens des femmes furent si fins si déliés dans leur tissu, qu'on les compara aux brouillards.

S'il est vrai que les anciens regardèrent les vêtemens comme une suite des besoins attachés à la condition humaine, lorsqu'ils en eurent adopté un convenable au besoin qui en avait fait naître l'idée, ils s'en contentèrent, Ainsi la *chamide* grecque, la *toge* romaine, furent pendant des siècles le vêtement des mêmes peuples. *Viri autem Romani primo quidem sine tunicis toga, sola amieti fuerunt.* ( *aulu gelle.* )

·Les motifs les plus impérieux pouvaient seuls déterminer quelqu'innovation dans les costumes, *Sesostris viros effeminare volens, insuper mulieribus amicula, duo et viris unicum dedit.* (Nimphodore). Les Lydiens s'étaient révoltés sous le commandement de *Pactyas*, *Cyrus* leur ordonna de quitter l'*anaxyris* et de s'habiller en femmes. . . . . . ( *Herodote*, *liv.* 1 ). Même défense aux Babyloniens vaincus par *Xercès*. . . . ( *Plutarque Apophthegmes* ). Les derniers conquérans de la Chine sans rien changer aux coutumes des vaincus, les ont forcés à prendre l'habillement Tartare; c'est depuis ce temps que les Chinois portent deux vastes caleçons; ils n'en portaient qu'un avant la conquête.

Il serait curieux, utile peut-être, d'approfondir jusqu'à quel point les vêtemens étroits et serrés de certains peuples, ont influé sur les formes physiques; d'avance, je crois que si l'usage de ces vêtemens eut été reçu des Grecs, jamais l'artiste n'eût trouvé le modèle de l'Appollon-Sagittaire. Pourquoi les formes étroites des vêtemens n'influraient-elles pas sur le physique? elles ont bien influé sur le moral. *Quantum humilitatis putemus eloquentiæ attulisse pœnulas istas quibus astricti et velut inclusi cum judicibus fabulamur.* (Quintilien, de causis corruptœ eloquentiœ). Au reste, les culotes et les vêtemens serrés répugnaient tellement aux Romains, qu'ils regardaient comme d'afreux barbares ceux qui les portaient.

*Vix sunt homines hoc nomine digni.* ( Ov., l. 5, élég. 10 ).

*Auguste* est le premier Romain de distinction que nous voyons revêtu de caleçons. *Suetone* nous apprend que ce prince avait coutume de porter une culote et des chausses; mais il ne nous laisse pas ignorer qu'il était tourmenté d'une douleur violente à la région ischiatique gauche. *Hieme quaternis cum pingui toga, tunicis et subuculæ thorace laneo, et feminalibus et tibialibus muniebatur. .... coxendice et femore et pede sinistro non perinde valebat* ( Suét., vie d'Auguste ).

Convenons cependant que *Pompée*, avant cet empereur, avait porté une espèce de culote; car, *Cicéron*, dans une de ses lettres à *Atticus*, disoit de lui: *épicratem suspicor, ut scribis lascivum fuisse, et enim mihi caligæ ejus, ut fasciæ cretatæ non placebant.* Mais *Pompée* n'en usait ainsi que pour couvrir un ulcère qui lui rongeait la cuisse. Il quitta ses culotes quand l'ulcère fut cicatrisé.

*César* qui avait fait la guerre dans les Gaules, n'en portait pas; on sait qu'en tombant sous les coups des conjurés il contint d'une main sa toge sur la région pubienne. *Sinistra manu sinum togæ, ad ima crura deduxit quo honestius caderet.* (Suetone, vie de César).

*Caton*, cet observateur scrupuleux des vielles coutumes, qui dégradait les sénateurs pour un baiser donné à leurs épouses devant leurs enfans, *Caton*, travaillait avec ses esclaves, nud, sans toge, sans tunique, sans souliers, et cela, par respect pour les mœurs antiques.

Outre ce prince du sénat, qui *in forum sine calceis et tunica deambulabat*, et qui en été *nudus cum servis operabatur*, qui rendait la justice *nulla inductus tunica*, dit *Asconius Pædianus*. Outre *Cincinnatus*, qui nud dans son champ, reçut le décret qui l'élévait à la dictature, nous voyons les prêtres de *Pan*, les notables Romains, courir nuds dans les rues de la ville, *hinc exultantes salios nudos que lupercos*. (Virg., énéïd., liv. 8). *mos erat Romanis in lupercalibus nudos discurrere*. (Plutarque, vie de Caïus César). Ces prêtres, ces Romains, ne portaient pas de culote, vêtement des barbares ; ils ne portaient pas sans doute le *campestre*, espèce de tonnelet affecté aux esclaves, aux cabaretiers, aux cuisiniers de Rome ; ils ne portaient pas non plus le *limus*, exclusivement accordé aux victimaires.

Au *forum*, ceux qui briguaient les honneurs, se présentaient absolument nuds sous leur toge, qui en se déployant laissait à découvert toutes les blessures du candidat. *M. Servilius, dum inter concionandum cicatrices adverso corpore, pro patria acceptas ostentaret, adapertis forte quæ velanda erant, tumorem inguinum proximis risum movit*. (Tit. Liv., hist., l. 45). Dans tous les temps les philosophes ne portèrent qu'un manteau *tribonium* ; celui des Cyniques était ordinairement en mauvais état.

Nous avons vu que le *subligar* n'était qu'un suspensoir, un *constrictorium*. Il paraît qu'à Rome il fut donné aux comédiens dans l'espoir de prévenir des désordres qu'il prévint rarement, dans l'intention d'ôter aux dames Romaines un grand sujet de distraction, qu'il n'ôta pas toujours si on en croit Juvenal.

*Cheironomon Ledam molli saltante bathillo*
*Tuccia vesicæ non imperat appula gannit,*
*Sicut in amplexu. . . . .*

*Ast aliæ quoties aulea recondita cessent*

« *Et vacuo clauso que sonant fora sola théatro.*
« . . . . . . . . , . . . . . . . *tristes*
» *Personam thirsum que tenent et subligar acci.*
» . . . . . . . . . . . . . . . . . . . . . . .
» . *solvitur his magno comœdi fibula.* (Lib. 2, sat. 4).

Il n'est pas facile de dire pourquoi les Romains qui forçaient leurs comédiens à porter un caleçon, *in scena sine subligaculo prodeat nemo*, (Cicéro, *de officiis*, l. 1). permettaient aux prêtres de *Pan* de courir tout nuds, et à leurs femmes de sacrifier à la déesse *Pertunda*, au dieu *Phallus*, dont à l'imitation des Égyptiennes, elles ornaient leur cou, comme les femmes dans les pays catholiques ornent le leur avec des croix, que des savans hardis ont prétendu n'être qu'un imitation du *phallus*.

Les prêtres de *Pan* n'étoient pas dans l'antiquité les seuls qui sacrifiassent nuds à leur divinité; ceux de *Baal-peor*, des Moabites, voisins des Juifs, *nudi ac tonsis capitibus thura dabant*, et bien certainement ils n'avaient ni *culote*, ni *limus*, ni *manachaz*, ni *subligar*, quand en présence de leur dieu, et pendant le sacrifice, *anum coram eo distendebant et stercora emittebant*, au dire du docte *Salomon-Zarchius*: (*ad num.* 25, *Commentaire* 3.)

Les femmes Bretonnes paraissaient aussi nues dans plusieurs cérémonies religieuses; elles avaient seulement la précaution de se couvrir d'une couche de pastel, *toto corpore glasto oblitas quibusdam in sacris et nudas incecisse; Æthiopum colorem imitantes*.. (Pline, l. 22.)

Le motif qui fit donner le caleçon aux comédiens de Rome, avait sans doute engagé le législateur Hébreu, à l'ordonner exclusivement aux sacrificateurs, gens d'élite, qui comme les acteurs dans la comédie, exécutaient des mouvemens

mouvemens grands et variés, sous des habits très amples, et sur une place plus élevée que celle du spectateur. *Moïse* tenait cette pratique des Egyptiens, dont le tonnelet servait à la fois de ceinture et de petit caleçon. A défaut d'autre monument, la *table Isiaque* le ferait assez connaître; mais, l'*Antinoüs* Egyptien du muséum de France, en donne une idée plus exacte.

Le *Limus* des victimaires n'était pas autre chose; il ne couvrait exactement le sacrificateur, que lorsqu'il était de bout, ainsi que donne lieu de le croire la vingt-quatrième épigramme du troisième livre de *Martial*, contre un victimaire qui . . . . . . . . *pronus*

*Dum resecat cultro colla, premit que manu,*
*ingens iratis apparuit hernia sacris.*

Les sacrificateurs hébreux avaint prévu cet accident; leur *manachaz* enveloppait chaque cuisse séparément.... *Pedibus in illud ingredientibus, veluti in brachas, ligaminibus suis stringitur.* . . . ( Joseph, antiq. Jud. ).

Les malades seuls, dans les beaux jours de la république Romaine, purent sans honte porter des caleçons. *Palliolum sicut fascias quibus crura vestiuntur, et focalia et ligamina aurium, sola excusare potest valetudo.* ( Quintilien, liv. 11 ). Ils étaient tellement négligés par les gens valides, que ceux qui oserent s'en affubler furent notés d'infamie. *Romani veteres qui valetudine infirma erant fasciis crura tegebant, alioqui notabantur ut* LASCI*I.* ( P. *Manutius*, commentaire sur la troisième lettre du liv. 2, de Cicéron à Atticus ). *Tacite* nous apprend que ce fut après le règne d'*Auguste*, que les soldats Romains qui avaient fait la guerre dans le nord, commencerent à s'en servir, et qu'*Alienus Cœcina*, lieutenant dans l'Allemagne, n'eut pas honte de les porter en rentrant en

Italie. *Post Augusti tempora, Romani bracas cœpisse assueserunt, qui germanis aliis que septentrionalibus populis, bella gerebant, et Alienus Cœcina legatus superioris Germaniæ, bracas gestare non erubuit, Italiam etiam ingressus.* ( Tacite, hit. lib. 2, cap. 25 ). Enfin, l'opinion s'opposait tellement à l'introduction de ce vêtement à Rome, que les Gaulois, que *César* y appella, furent obligés de le quitter pour revêtir la toge d'honneur, au grand mécontentement des Romains. Témoin cette épigramme :

*Gallos Cœsar in triumphum ducit, idem in curiam ;*
*Galli bracas, deposuerunt latum clavum sumserunt.*

Les caleçons n'étaient encore en usage que dans les camps, lorsque *Caracalla* fut poignardé par *Martial*, au moment où il avait abaissé les siens ; et quelques années après cet événement, *Héliogabale* sonda l'opinion publique avant que de se montrer à Rome revêtu du haut-de-chausses phrygien. . . . ( *Hérodien, liv.* 4 *et* 5 ).

Le peuple Juif n'a point dû porter de caleçons dans aucun temps de sa liberté ; les versets 4 et 9 du chapitre 15 du lévitique en font foi ; et ces deux autres versets du Deuteronome, mettent la question hors de doute. *Si habuerint inter se jurgium viri duo, et unus contra alterum rixari cœperit, volens que uxor alterius, eruere virum suum de manu fortioris miserit que manum, et apprehenderit verenda ejus ; abscides manum illius, nec flecteris super eam ulla misericordia.* ( , cap. 25, ℣. 11 et 12 ). Dans l'état de captivité ce peuple se conformant aux usages du vainqueur, portait des culotes. *Et confestim, viri illi vincti, cum bracis suis et thiaris et calceamentis et vestibus.* . . . . ( Daniel, cap. 3, v. 21 ).

Nous ne savons pas précisément sur quelle région se fixait ce vêtement des sacrificateurs ; *Ezéchiel* tailleur plus judicieux peut-être, que patissier délicat, est le seul qui prescrit de ne pas le serrer sur les parties sujetes à la sueur. *Feminalia linea erunt in lumbis eorum, et non accingentur in sudore.* ( Ezéchiel, cap. 44, v. 18. Mais quelles parties comprimées par des ligatures, ne sont pas sujettes à la sueur ? Saint *Jérôme* entend, qu'il ne doit pas être serré au point de gêner le mouvement et d'exciter la sueur, ce qui semble plus raisonnable. *Non violenter, arcte, atque constricte instar vinctorum esse cingendos, ne in ministeriis sacerdotalibus atque leviticis inhabiles fiant.* On peut croire qu'ils le fixaient à la hauteur des hanches, et dans la direction de cette ceinture osseuse qui entoure obliquement l'extrémité inférieure du tronc ; *ad ilia desinens*, dit *Joseph.* Ce témoignage d'un auteur qui était prêtre, rend superflue toute discussion du genre de celle de Saint *Jérôme.* Cependant, le rabbin *Maimonides*, *Braunius* et d'autres, se sont évertués sur ce chapitre ; l'un veut que la culote monte sur la région du cœur, l'un plus haut, d'autres plus bas ; la gravure de *Braunius* la fait monter au niveau de la région épigastrique. ( *De vestitu sacerdotum hebræorum.* )

On a pendant long-temps disputé sur les ouvertures des culotes des anciens ; il paraît qu'en général il y en avait deux ; une par devant pour les menus besoins, et l'autre par derrière, *Honos sit auribus*, dit *Braunius*, *ad exonerandum alvum.* Ces ouvertures se fermaient comme les sacs à ouvrage des dames, ou comme le pantalon des hussards. Mais la culote des prêtres Hébreux, des dévots et des Phariséens n'avait pas ces ouvertures. Dans cette espèce, on est obligé de fléchir les fesses sur les talons, et de s'acroupir comme font les femmes, pour satisfaire au plus léger besoin. *Feminalia sive pontificis, sive cæterorum sacerdotum a lumbis demittuntur, usque ad finem feminum quæ sunt genua, et habent ligamenta quædam; sed nulla est illis apertura, nec ad anum, nec ad verenda, sed constriguntur instar crumenæ.* ( Maimonides, cap. 8, Kele hammikd. ) Les caleçons des Persans, de nos jours, sont ainsi conditionnés.

La culote était de droit divin chez les Juifs; mais les souliers étaient impurs, et les prêtres devaient sacrifier pieds nuds. C'est à l'exécution de ce réglement que *Bathenora* attribuait les violentes coliques auxquelles les Lévites étaient sujets; *quia incedebant discalceati super pavimentum.*

Si, franchissant l'espace des temps, entre les anciens et les modernes, nous suivons les voyageurs sous toutes les zones, et dans les climats les plus opposés, nous voyons que bon nombre de peuples de l'ancien, et tous ceux du nouveau continent, n'ont pas connu l'usage de la culote, ou, se sont bien gardés d'en faire un instrument de gêne et de torture.

Dans les deux Amériques on n'avait pas l'idée de ce vêtement, avant l'arrivée des Espagnols, et c'est autant pour l'établir, que pour fonder leur religion, qu'ils ont fait couler le sang de plusieurs millions d'hommes. *Zarate* avoue que de son temps encore, les Péruviens qui habitaient sous la ligne équinoxiale, portaient des chemises si courtes, qu'à peine elles descendaient sur le nombril, *sans couvrir ce que la pudeur voudrait qui le fut....* ( conquête du Pérou ).

L'Inca *Garcillasso de la Vega* profondément indigné de ce mépris absolu de la décence, insinue que ses ayeux n'étaient que de grands singes. ( *Histoire des Incas* ). Peut-être les Américaines portèrent-elles le même jugement de leurs époux ; on sait avec quelle activité elles secondèrent les étrangers vêtus de haut-de-chausses, avec quels transports de joie elles apprirent l'issue du combat de *Caxamalca*, qui, des bras des indigênes imberbes et nuds, les faisait passer dans ceux des étrangers barbus et culotés.

Ceux de la mer du sud portent le *maro*, espèce de ceinture large d'un pied, assez longue pour passer entre les cuisses et venir se nouer sur les reins; c'est presque le *subligar* des anciens.

Les africains, à l'exception de ceux de la côte septentrionale, qui, dès le temps de *Strabon* portaient le *subligar*, et qui depuis ont porté d'immenses culotes; les Africains, dis-je, n'avaient pas songé à se couvrir de ces mêmes vêtemens, pour lesquels aujourd'hui, ils livrent leurs enfans à nos facteurs. Ceux de la côte de Guinée, hommes et femmes, ne portaient qu'une *pagne* d'écorces légères, dont les dimensions laissaient briller des anneaux, que les femmes riches se passaient dans les plis cutanés extérieurs de la vulve. Objet important à méditer et à imiter par les femmes qui cherchent toujours des objets de luxe et de parure. ( *Cintra, voyage en* 1462 ).

Quelques-uns, il est vrai, portaient des espèces de caleçons de coton, d'une telle largeur et si plissés par derrière, qu'ils pouvaient s'en servir en guise de coussins; les dévots y suspendaient leurs *gris-gris*, comme *Louis onze* suspendait une petite Notre-Dame de plomb, à son chapeau. ( *Bruë*, voyage en 1697 ). Le roi de Serrelione, en 1607, portait seul une culote et un chapeau dans ses vastes états; le peuple allait nud. ( *Finch*, voyage ).

Plusieurs se servaient du *tomi*, pièce d'étoffe percée en deux endroits, pour le passage des cuissss; ils la remontait sur les hanches qu'elle enveloppaient, et où la ceinture l'arrêtait. ( Voyage d'*Atkins*, de *Barbot*, 1678, *Moore*,

1731, *Jobson*, 1621, *Lemaire*, 1701 ). Le plus grand nombre aujourd'hui, porte des caleçons très légers, ou des pagnes ornées de verroteries.

Pleins de l'idée que la sagesse d'un peuple se reconnaît à la forme immuable des vêtemens, les Orientaux ont religieusement conservé celle des caleçons de leurs ancêtres. Les haut-de-chausses de *Tamerlan* que l'on montra au chevalier *Chardin*, étaient semblables à ceux des Persans chez lesquels il voyageait, et ceux de ces persans ne différaient pas alors de l'*anaxyris* décrit par *Herotode* et *Strabon*. En Asie les modes sont séculaires.

Dans la presqu'île en-deçà, dans celle au-delà du Gange, on ne connaît que la *pagne*, ou bien un large caleçon d'étoffe très-légère.

« Les voyageurs habillés à l'européenne, de vêtemens qui » presasient leur corps et dont quelques-uns étaient serrés » par des liens, souffraient beaucoup, dit lord *Macartney*, « tandis que la multitude assemblée autour d'eux ayant des » habits amples et légers ne paraissait nullement incom» modée ». ( *Voyages en* 1792, 93, 94 ). Les caleçons des Chinois sont de soie et très amples ; en hyver ils sont garnis de fourrures. La gravité asiatique se complait dans ces vastes ajustemens, auxquels la vivacité du Français ne peut se faire. Ici il faut être prêtre ou magistrat pour porter un vêtement très ample, sans inconvénient pour soi ni pour les autres. Le Malais seul, en Asie, se sert de vêtemens étroits, chargés d'une multidude de boutons qui le serrent de toutes parts ; « c'est aussi le peuple le » plus inquiet et le plus actif de cette partie du monde, » toujours armé, toujours en guerre, il ne peut s'accomoder » d'un habillement ample et léger tel qu'on en voit chez les » autres Asiatiques. (*Voyages de M. Poivre*).

Les hordes nombreuses de Tartares qui sous tant de noms différens, pullulent dans le centre et vers le nord de l'Asie, hommes et femmes, portent des culotes de coton en été, de peaux de mouton en hyver; les *Ostiaks*, les *Kalmouks*, les *Samoyedes*, ne quittent pas les leurs pour dormir, dit *Pallas*. Les paysans Russes laissent malproprement flotter leur chemise sur le caleçon français dont Pierre le Grand les a forcés à se vêtir, tandis que les Tartares renferment la leur dans le majestueux *Kitaïka*. ( *Abbé Chappe, voyage en Sibérie* ).

(*f* p. 16 ). Constans dans leur goût pour les vêtemens serrés, les Européens ont presque toujours porté des caleçons assez étroits pour se mouler sur les membres et en marquer exactement les formes; *singulos artus exprimente*, dit *Tacite*. Les Turcs seuls d'origine asiatique, ont conservé le goût des Tartares leurs ancêtres.

*Agathias* donne aux Francs et Allemands du sixième siècle, des caleçons étroits qui descendent sur les talons. *Sidoine Apollinaire* représente ces peuples en veste courte et serrée, avec un caleçon étroit et long, sur lequel les courroies du soulier se croisaient en montant le long de la cuisse, au haut de laquelle un nœud les arrêtait. ( *Daniel, milice française*, *Garsault, art du tailleur* ). Les croisades amenèrent le goût des vêtemens amples et des larges haut-de-chausses; mais ce fut après 1346, quand *Philippe de Valois* eut érigé les tailleurs dans les grandes villes en corps de maîtrise sous le titre de *maîtres chausestiers*, que parurent ces modes bisares, ridicules, incommodes, indécentes quelques fois. Alors comme dit *Rabelais* pour les haut-de-chausses, *furent levées* 1105 *aulnes d'estamet blanc, non-compris seize et un quart pour la brayette*; alors on *fit montre et parade en public de ce vain modele et inutile d'un membre que nous ne pouvons seulement honnétement nommer*, dit *Montaigne*. On se fit de gros ventres de crin, que l'on renferma dans de vastes culotes de drap tailladé. Vint ensuite le long et étroit pantalon, puis fut faite la découverte des jarretieres ; quelque temps après parut la large trousse qui ne descendait que sur la moitié des cuisses, et qui était recouverte par la gregue, espèce de petit juppon, de tonnelet renouvellé des grecs, d'où *gregue*, dit *Menage*.

Ce fut à l'époque des pantalons, et sous le règne de François premier que nous portâmes la *fraise* pour imiter les Espagnols qui cachaient ainsi leurs écroueles aux yeux des étrangers. C'est peut-être à quelque malheureux herniaire étranger, que nous devons les vastes culotes modernes ; comme c'est à la tuméfaction ècroueleuse du col d'un anglais que l'on doit l'usage des grosses cravates qui enveloppent maintenant le col et le menton.

Jusqu'en 1675 les mêmes tailleur qui faisaient le vêtement des femmes avaient librement travaillé au haut-de-chausses des hommes; mais en 1675 *Louis-le-Grand* sépara la maîtrise, et celui qui faisait la juppe de l'épouse n'eut plus le droit de faire le haut-de-chausses du mari. Ce fut vers ce temps que ce monarque, ami du faste oriental, conçut et manifesta le projet de porter le turban et le caleçon turc ; mais son confesseur, le fameux jésuite *la Chaise*, gagné par les perruquiers qui lui donnérent dix mille francs, représenta pieusement au prince combien cette innovation serait funeste aux bonnes mœurs, il lui prouva qu'elle troublerait la tranquillité de la sainte église, dont le fils ainé ne pouvait sans risquer son salut, porter l'habillement des infidèles. Aussi le monarque effrayé continua de porter ses grosses perruques, ses grègues et ses culotes en canon.

Alors encore et dès long-temps auparavant, les culotes ne portaient pas de boutons; on les fermait avec des aiguillettes. Les officialités avaient souvent à juger des malheureux accusés d'avoir noué ces cordons aux jeunes mariés. L'invention des boutons, et les progrés de la raison ont beaucoup allégé la besogne des Casuistes, qui sans inconséquence auraient pu rester étrangers à de telles discussions.

( *g* pag. 18. ) Bien plus généralement adoptée que le vêtement des cuisses, la ceinture paraît avoir été en usage dès les temps les plus reculés, et chez tous les peuples connus dans les deux hémisphères. *Virgile* donne cependant l'épithète de *discincti* aux Africains, et *Strabon* aux habitans des îles Baleares; *in pugnam exeunt discincti.* (Géog. liv. 3. ) Je ne dirai rien de la ceinture d'*Adam*, tout le monde sait qu'elle était de feuilles de figuier, qui dans ce temps-là étaient larges *comme un bouclier d'amazones*, selon le très-judicieux *dom Calmet*; j'ai parlé de celle des premiers Gaulois. C'est à *Palestre*, fille d'*Hercule*, que l'on doit l'invention de ce vêtement, en faveur des femmes qui disputaient le prix dans les jeux publics. Les hommes ne tardèrent pas à suivre cet usage, car *Homère* peint *Ulysse* se couvrant d'une ceinture de haillons quand il se prépare à tuer *Irus* à coups de poing. Mais vers la quinzième olympiade, les athletes la quittèrent après la mort de l'un d'eux, qui s'embarassa dans ses replis, ( *Burette*, Mémoire sur la gymnastique, et *Caylus*, Antiquités romaines. ) Les premiers peuples de l'Étrurie, en portaient qui tenaient le milieu entre le tonnelet égyptien et la ceinture ordinaire. ( *Caylus*, antiquités Etrusques, ) *Mont-Faucon*, antiquité expliquée. ) Les Romains s'en servaient pour relever la tunique, les Hébreux, et presque tous les peuples d'Orient portaient leur argent dans une de ses extrémités : *Nolite possidere aurum neque argentum neque pecuniam in zonis vestris.* ( Evangil. Mathieu. chap. 10. ℣. 9. ) Cet usage s'est conservé dans l'Inde et dans la Tartarie, il eut lieu jadis en France; du temps de *Martial*, La ceinture contenait l'abdomen des grands mangeurs, qui la relâchaient progressivement, comme aujourd'hui les nôtres relâchent le bouton de la culote.

*Longa satis nunc sum, dulci sed pondere venter*
*Si tumeat, fiam tunc tibi, zona brevis.*

Martial, Epig. 151. Liv. 14.

La manière de la porter variait selon les pays, le sexe, les états; les dames Grecques et Romaines, les sénateurs, les prêtres, la portaient audessous des mamelles, et la serraient modérément; les soldats et les voyageurs la portaient audessus des lombes, *statores altius cincti* (Petrone.) Dans les villes, en temps de paix, on la plaçait un peu plus bas. on la serrait un peu moins.

La tenir lâche ou serrée, n'était pas aussi chose indifférente, car *Sylla* qui voyait en *César* plusieurs *Marius*, fondait ce singulier présage sur le peu de soin que *César* prenait de sa ceinture; *cave male cinctum*, disait-il. *Dion* met au nombre des crimes de *Néron*, l'impudence avec laquelle il se présenta souvent en public sans cette partie de l'habillement. *Senèque* estimait *Mécene*, et lui reconnaissait de grandes qualités, mais il ne lui pardonnait pas de négliger sa ceinture. *Alte cinctum putes, habebat ingenium et grande et virile, nisi illud ipse discinxisset. . . . . . Accinctos industrios dicimus, discinctos negligentes vocamus*, dit *Servius*.

Dans les îles de la mer du Sud, la dignité du maître se connaît à la hauteur de la ceinture du valet. En 856, un calife ordonna aux Juifs et aux Chrétiens d'en porter de cuir pour marque de leur profession peu honorée.

La ceinture de sainte *Marguerite*, vierge et martyre, décapitée par ordre du général *Olibrius*, était célèbre chez nos ancêtres; plus efficace que les leviers de *Ronhouissem*, le forceps de *Levret* et les secrets de *Lacombe*, elle faisait heureusement accoucher toutes les femmes qui, à la patience et à la foi avaient le bonheur de joindre une bonne conformation. Cette vertu de la ceinture était sans doute renouvellée des premiers Romains, qui avaient aussi dans celle de *Tanaquil*, femme de *Tarquin l'ancien*, une relique éprouvée.

Avant l'arrivée des Européens, les peuples de l'Amérique en général ne faisaient usage que d'une ceinture audevant de laquelle, les uns suspendaient des lambeaux de peau, des touffes d'herbes, des plumes, des grelots, comme au Mexique, et à la Louisiane; d'autres, les Dariens, chez lesquels *Lyonnel Waffer* séjourna, les Bresiliens, décrits par *Marc grave*, et les antropophages de la Nouvelle Hollande reconnus par *Cook*, y suspendaient un petit vaisseau d'or, d'argent, ou bien une feuille de platane, contournée en forme d'entonoir, dans lequel ils introduisaient leur *penis* seulement. Quelques-uns liaient leur prépuce avec une petite corde qu'ils remontaient sur la ceinture. *Viri membri sui fistulam in se contrahunt, et involvunt tæniola quadam, vocant que id quo ligant membrum* TACOYNHAA, *religant autem quando opus est ut mejant.* (Marcgrave *tractatus brasiliœ.*) Les Juifs de Rome, sous *Vespasien*, se servaient d'un étui comme les Dariens, pour cacher les marques de la circoncision; c'est le *judœum pondus* des épigrammes de *Martial*. Les comédiens portèrent quelquefois de ces étuis, pour la conservation de leur voix.

*Menophili penem tam grandis fibula vestit,*
*Ut sit comœdis omnibus una satis.*

( *Martial.* Epig. 81. Liv. 7. ) En 1557, le hau-de-chausses français portait à la braguette une aussi impertinente décoration, tant il est vrai qu'il n'y a point de folie nouvelle, et qui dans un temps ou dans l'autre ne trouve son analogue.

Mais l'usage le plus extraordinaire de la ceinture est celui qu'en font les femmes Ostiakes et Samoyedes, au rapport de *Pallas.* « Les femmes ont la bisare coutume de main- » tenir dans la partie naturelle de leur sexe, une mêche » d'écorce de saule, qu'elles changent par propreté, qu'elles » retirent pour satisfaire à leurs besoins, et qu'elles main- » tiennent par une ceinture presque semblable aux cein- » tures italiennes; une bande qui part de cette ceinture, » fixe convenablement un morceau d'écorce de bouleau » entre les cuisses. ( *Pallas*, voyages tome Ier. ) ».

( *h* pag. 21. ) Les Chinois, pour empêcher leurs femmes de sortir et de se livrer à la débauche, n'ont rien trouvé de plus efficace, que d'estropier les pieds de leurs filles par des ligatures; *Loke* et lord *Macartney*, attribuent les nombreuses infirmités des femmes de cet empire, et les maladies qui les emportent à la fleur de leur âge, à ces pressions immodérées.

« Les Caraïbes mettent aux jambes de leurs filles, quand elles ont atteint l'âge de puberté, des brodequins si serrés, qu'ils ne peuvent ni monter ni descendre; ils sont permanens. Bientôt les parties supérieures ont acquis un volume et une densité considérables, par rapport à celles inférieures, qui ne peuvent plus se développer, disent M. de *Buffon* et le père *Lafiteau.* «

» Les filles de Comane, tiennent pour chose belle d'avoir

de grosses cuisses et bien grasses, ce qu'elles acquierent en se liant fortement sur le genou dès l'enfance », dit *Jean de Laët*

» Les insulaires de Tanna, les nouveaux Calédoniens, les Mallicolois, se sanglent l'abdomen au point d'y marquer une entaille profonde, dit *Cook.* »

Les peuples qui se croyent civilisés, portent des jarretières, des ceintures étroites et déformatrices, des souliers qui les estropient, des cols qui les étranglent. Le *Chiriguane* est bien plus sage, il connaît l'usage des vêtemens, des culotes sur-tout; mais il les porte sous le bras, comme nos petits maîtres portent le chapeau.

Les pressions, les ligatures, les bandes appliquées inconsidérément, ont souvent déterminé des anevrismes; on ferait un recueil des cas plus ou moins graves de cette affection, à la suite de pressions imméthodiques.

Un jeune militaire fut opéré, le 25 floréal an 7, par le professeur *Boyer*, en présence du citoyen *Sabatier*, la paroi supérieure de l'artère radiale était désorganisée au-dessous de l'extrémité inférieure du *sous acromio humeral.*

Cette désorganisation provenait, selon le professeur, *de la pression habituelle exercée par le chien du-fusil*, qui avait affaibli les parois de l'artère, et non moins vraisemblablement de la *circonstance particulière d'un habit à manches fort étroites, que portait le malade dans le temps où il s'apperçut de l'existence de la tumeur*, qui dans un an parvint à la grosseur du poing.

Un officier du régiment de la Sarre, en garnison à la Rochelle, il y a dix à douze ans, portait habituellement une culote très-étroite, et serrait les boucles de ses jarretières postérieurement sur le trajet de l'artère *fémoro poplitée*; cette pression désorganisa, meurit, afaiblit les parois de l'artère tellement qu'il survint un anevrisme considérable, que l'on opéra sans succès; le jeune homme mourut à la suite de l'opération.

Les laquais, qui passent une partie de leur vie debout derrière des voitures traînées rapidement, exposés à des secousses brusques, rapides et variées, ont souvent des jarretières d'un tissu métallique, et toujours très-serrées; la pression et les chocs, déterminent le déchirement des vaisseaux, aussi n'est-il pas très-rare de voir des anevrismes de l'artère *fémoro poplitée*, survenir à cette espèce de domestiques.

Houllier, Ballexserd sauvages, ont aussi connus les inconvéniens des vêtemens trop serrés, auxquels ils attribuaient des effets plus ou moins funestes; ce dernier prétendait même que la roideur du petit colet des abbés de son temps, et la rudesse de son tissu, déterminaient des affections érysipelateuses sur le cou mobile et délicat des ministres de la religion.

(*i Page* 25.) Anciennement on ne donnait que très-tard, la culote aux enfans; on sait à quel accident cette coutume exposa *Boileau Despréaux*, qui depuis fut peu l'ami des femmes, détesta les dindons, et fut l'ennemi des jésuites qui les avaient apportés. Quelque soit l'âge où l'enfant sera pour la première fois revêtu de cette robe virile, il faut, avant que de la donner, examiner sa constitution, bien reconnaître l'action et la prédominance des systêmes, soit vasculaire, soit cellulaire et nutritif, et les dispositions plus ou moins marquées au rachitisme, car cette connaissance doit déterminer et la forme et l'ampleur du vêtement, selon les différens sujets et leur différente manière d'être. On sait que *Vans Wieten*, guérit par l'usage des ceintures, un enfant d'une sensibilité nerveuse, si excessive, que le moindre bruit, et le seul aspect de la lumière, suffisaient pour le jeter dans des convulsions générales. (*Comm. in Bœrh aphoris.*)

Les grandes maisons d'éducation, les pensionnats, les prytanées, ont généralement un tailleur d'habits à leur disposition exclusive; on prend celui qui présente les conditions les plus avantageuses à l'entreprise, ou le mieux recommandé. Une absolue et parcimonieuse égalité préside à la confection des vêtemens des jeunes élèves ; tous ont le même, la mesure est commune, les dimensions sont invariables, comme si dans un âge si tendre, au moment de l'accroissement d'une nutrition abondante, du développement des formes, tout était égal dans les sujets, dans les tempéramens, dans les dispositions de chacun et même dans les formes. Que peut-il résulter de cet arrangement vicieux ? l'affaiblissement du sujet et sa déformation. Les parens avaient confié aux instituteurs un petit ignorant sain et bien constitué, on leur rend un grand savant perclus ou valétudinaire, par la faute du tailleur et du cordonnier, ou plutôt par l'imprévoyance des chefs de l'établissement.

Que si l'on concluait de ces réflexions, que le tailleur d'une grande maison d'éducation, d'un régiment, doit être physiologiste, que le cordonnier doit avoir médité le traité de *Camper*. On ne saisirait pas ma pensée; *Ne sutor ultra crepidam* ; mais il serait vraiment utile que ces ouvriers fussent en tout temps dirigés dans leurs travaux par des anatomistes et desphysiologistes éclairés.

( *k* pag. 29.) Ces larges culotes sous l'ampleur desquelles la bauté disparait, outre leur inutilité sous le rapport de la gymnastique, leur insuffisance pour soutenir l'action des organes, ont l'inconvénient de dévoiler aux yeux du naturaliste, la triste moralité de ceux qui affectent de s'en servir. En général on remarque que chez eux les organes de la génération ont acquis un développement extraordinaire, aux dépens sans doute de l'*encephale*, qui demeure faible et mal organisé; une petite tête, un *penis* volumineux, sur lequel le vêtement paraît se mouler avec complaisance; voilà ce qu'au premier coup-d'œil le naturaliste peut observer sur les jeunes français du bon ton, *totum braccatum corpus*, comme on l'observait à Athènes du temps d'*Aristophane*, où le κολην μεγαλην était le signe d'une jeunesse corrompue, tandis que le ποσθην μικραν était l'attribut honorable des jeunes gens vertueux. L'homme raisonable doit être peu jaloux de se faire remarquer par l'un des attributs des satyres. Les anciens ainsi que leurs belles statues en font foi; avaient l'organe *encephalique* très développé; ils conçevaient et exécutaient de grandes choses. Les modernes s'occupent du développement du *penis*, et pour que l'on n'en doute pas ils l'étalent dans d'immenses culotes, souvent encore ils cherchent à en marquer à l'extérieur la forme et le volume exagéré; leur mérite est là. Ce n'est pas tout; comme ce vêtement monte sur le *thorax*, il sert de manchon; les mains du plus modeste reposent chaudement sur le nombril. Attendons encore quelque temps, peut-être qu'à l'imitation de l'abbesse des contes de la Fontaine, un jour on le portera en guise de *psautier*.

*Montaigne* qui trouvait si fantastique cet *inutile modèle du penis* que les élégans de son temps portaient à la braguette, qui disait que *la vraie fin des vêtemens était le service et commodité du corps, d'où dépend leur grace et bienséance originelle*. ( Essais, liv. 1, chap. 22 ). Quel jugement porterait-il de ces culotes qui font mieux que montre d'un modèle, qui loin de concourir au service du corps, l'entravent

travent quelques fois si ridiculement ? Qu'aurait-il dit voyant un jeune homme occupé à se délivrer du superflu de sa boisson ? Cette petite besogne avec la grande culote qui se prolonge sur le *thorax*, est une affaire capitale ; elle exige du temps, des postures singulières, une adresse que tous ne peuvent également acquérir.

On objectera peut-être que le repli suspenseur que j'indique, peut alarmer la pudeur de quelques-uns.

Dans l'état actuel de la société, où les yeux sont aussi chastes que les oreilles, comme chacun sait, on pourra me faire cette objection, car, que n'objecte-t'on pas ?

En ce cas, je dis : qu'il conviendrait, ménager le repli à la doublure du caleçon seulement ; alors, l'étoffe extérieure ne présenterait qu'une surface plane, unie, le vêtement remplirait également son objet.

Jusqu'à l'époque de la puberté, les organes destinés à la reproduction n'ont point un degré de sensibilité différent des autres parties ; leur développement est encore incomplet. On conçoit qu'à cet âge, la gêne qu'ils peuvent éprouver, est moins funeste qu'à l'époque où, doués d'une sensibilité vive, exaltée, ces organes destinés à des fonctions nouvelles, passent rapidement à un nouveau mode d'action, se développent, et jouissent de toute leur énergie ; c'est alors principalement qu'il est utile de les soutenir, et de ne pas les comprimer.

On a dit, on a répété que l'usage des suspensoirs pouvait prévenir toutes ces maladies, que l'on a désignées sous les noms peu intelligibles d'hydrocèles, de varicocèles, sarcocèles, etc. ; on a bien dit : mais les appareils du bandage, du suspensoir et le ton doctoral, ont effrayé, ont dégoûté du préservatif. La culote de peau des cavaliers doit faire fonction de suspensoir ; soit, mais convenons que de la manière dont elle est faite le plus souvent, le remède est pire que le mal, puisque pour soutenir le *scrotum*, on froisse, on comprime les organes, on détermine l'irritation, et par suite, les maladies que l'on a voulu prévenir; que la culote, comme toute espèce de vêtement, soit faite d'après la connaissance de la conformation du corps, de l'action des parties, d'après celle des lésions, des altérations, qu'il est nécessaire de prévenir, on aura atteint le but, moins scientifiquement, il est vrai, mais plus sûrement, ce qui vaut mieux.

( *l. p.* 36). Les copistes et les traducteurs d'*Hippocrate*, font dire à cet observateur que la maladie qui attaquait les Scythes puissants et riches, provenait de l'habitude d'être souvent à cheval et de porter toujours des culotes; cette maladie finissait par les rendre inhabiles aux plaisirs de l'amour, *et ad venerem exercendam pessime se habent. Hæc autem Scythis adsunt, et ob eas causas omnium ineptissimi ad coitum redduntur, tam etiam, quod feminalia semper gestant, et in equis magnam temporis partem degunt ut ne quidem pudenda manu attrectare liceat.* ( *De aere locsi et aquis.* Sect. 3, version de Foës ).

Adrien *Lalemant*, l'un des commentateurs d'*Hippocrate*, insiste sur cette observation qu'il développe. *Anaxyris fœminale, bracca, subligaculum : ob cujus usum continuum non augentur nec bene nutriuntur testes, angustia ( licet virtus in legitima quantitate unita sit se ipsa validior ), compressi, sicut canes in cancolis conclusi parvo sistunt, corpore; hinc sæpe audivimus pistores et cæteros quorum partes pudendæ, subligaculis non obteguntur, sed liberius pendent, crassos et bene nutritos habere testes.* Bodin, sans donner des raisons bien satisfaisantes, s'élève contre cette opinion; *sed Hippocratis rationem cur Scythæ ad venerem minus idonei sint quia bracis et equitatione perpetua utuntur probare non possum.* ( Méthod. ad. facil. hist. cog. ). En effet, nous avons vu que les *Ostiaks* et les

*Samoyèdes* ne quittent pas leurs culotes même pour se coucher, cependant leur population se soutient.

Au moyen de leurs culotes, dit Hippocrate, les Scythes ne pouvaient porter la main aux organes de la génération, il en résultait selon lui, faiblesse atonie, car, c'est une loi de la nature que les organes s'afaiblissent par un repos trop prolongé, par le défaut d'exercice. Ainsi, les anciens avaient observés que les jambes des coureurs étaient grosses et leurs épaules menues; le contraire chez les lutteurs. Nous remarquons tous les jours que les oiseaux domestiques ont les muscles pectoraux faibles et décolorés, tandis que ceux des oiseaux de haut vol sont puissans et très colorés; mais tout cela ne prouve pas l'influence pernicieuse des culotes sur les organes sexuels. Ce vêtement n'empêche pas les jeunes européens d'y porter leurs mains; et si plusieurs sont de bonne heure attaqués de la maladie des Scythes, c'est bien moins parce qu'ils portent des culotes, que parce que plus précoces que leurs ancêtres, *qui intra annum vigesimum feminæ notitiam habuisse, in turpissimis habebant rebus*, (César, comm. l. 6.). Leurs organes sont flétris dès l'âge où leurs ayeux n'en connaissaient pas encore l'usage. Le pape *Nicolas premier* pensait comme Adrien *Lalemant* quand il disait aux Bulgares : *nam illa loca femoralibus constringuntur, in quibus luxuriæ sedes esse noscuntur, quamobrem fortasse primi homines post peccatum, in membris suis illicitos sentientes motus, ad arboris ficulnœ folia concurrentes, sibi perizomata texuerunt*. (Cinquante-neuvième réponse aux Bulgares . . . . ). Les seules culotes qui à ma connaissance aient nui à la génération, sont celles de taffetas ciré que MM. de *Reaumur*, *Nollet* et *Spallanzani* ajustaient aux grenouilles de leurs expériences.

Quoiqu'il en soit, s'il est vrai, comme le dit *Herodote*, que longtemps après une bataille, il put distinguer vers Peluse les crânes des Persans, à cause de leur fragilité provenant de la thiare, de ceux des Egyptiens qui étaient solides et épais, parce qu'ils allaient la tête nue et rasée, répugne-t'il absolument de croire qu'un vêtement qui comprime les organes et les étiole, ne finisse par les afaiblir. Il est de fait que les muscles moteurs de l'oricule, ont perdu de leur volume et de leurs facultés, par la pression continue de nos différentes coëffures qui les fixent contre la tête; dans le sauvage ces petits muscles se contractent facilement; ils impriment à l'oricule des mouvemens sensibles et variés, parce que dans aucun temps le sauvage ne les a comprimés. Pourquoi les organes de la génération seraient-ils moins altérables que les muscles de l'oreille?

Si jamais il fut vrai que les têtes des *Macrocéphales* façonnées dans l'enfance, par l'effet d'une idée bisare de noblesse, se prêtèrent à la pression, au point que celles de leurs descendans n'eurent plus besoin d'être pétries pour conserver leurs énormes proportions. (*Hippocrate, Traité des airs, des eaux et des lieux*). S'il est vrai comme *Volney* le prétend, que la figure *sime* des negres provient de l'état de contraction que nécessite l'action perpétuelle de la lumière sur leur sol, (*Voyage en Syrie, tome premier*) il est possible que les pressions que la culote exerce sur les organes depuis nombre de siecles, ait altéré leur forme, leur sensibilité surtout. Il n'y a pas longtemps, ce vêtement était si étroit que ceux qui le portaient ne pouvaient s'asseoir en ployant le genou, et se relever qu'en sautant, comme ces peuples que les moines *Rubruquis* et *Carpin* virent en Tartarie. (*Bergeron, Recueil des voyages en Asie, dans les 12, 13, 14 et 15 siècles*). Un pareil vêtement doit à coup sûr afaiblir la salacité, la sensibilité exquise des organes, dans le cas assez commun, où le prépuce ne recouvre pas le gland où l'humeure muqueuse secretée ne pouvant servir à le lubréfier, s'exhale en pure perte et souvent au désavantage du gland, qui devient insensible, calleux et racorni.

Rabelais, en judicieux critique, observe que pour former de bons moines, il faut dans l'enfance ne pas s'opposer au développement de ces organes, et ne donner que fort tard la culote à ces *néophytes* futurs.

Le prophète *Ezéchiel* ne soupçonnait-il pas aux culotes les inconvéniens qu'*Hippocrate* leur attribua depuis, quand il ordonna aux sacrificateurs de les quitter en descendant de l'autel et avant de se présenter en société. *Cum que egredientur atrium exterius ad populum, exuent se vestimentis suis in quibus ministraverant, et reponent ea in Gazophilacio sanctuarii, et vestient se vestimentis aliis.* (Ezéch., chap. 44, v. 19).

Les fondateurs de plusieurs ordres monastiques avaient probablement sur l'influénce des culotes des sentimens opposés à ceux d'*Hippocrate;* les régles sévéres interdisent ce vêtement, que le clergé catholique seul devrait porter, si véritablement il prive les organes de leur énergie; mais le fait est plus que douteux, car, les *carmes* portent des culotes; celles du P. *Sébastiano*, carme andalous, ont même obtenu les honneurs de l'apothéose. L'histoire édifiante que le marquis d'*Argens* en donne dans sa *correspondance philosophique, historique et critique*, peut trouver place en ces notes.

« On m'a raconté l'histoire d'un carme qui m'a paru fort » plaisante. Ce religieux était amoureux, à Séville, d'une » jeune femme fort jolie; le mari étant allé faire un voyage, » le révérend pére directeur ne manquait pas de venir » voir tous les matins sa belle. Ses exhortations étaient » beaucoup plus conformes aux lois de l'amour qu'à celles » de l'hymen, et pour être plus en état d'être bien entendu » de sa pénitente, il se mettait dans le même lit avec elle, » et passait là ordinairement deux ou trois bonnes heures.

» Un jour qu'il en usait ainsi librement avec sa maîtresse, » le mari arriva ; le carme surpris n'eut que le loisir » d'endosser sa robe au plus vite, et ne put prendre sa » culote. Cet époux n'était pas de l'humeur de ceux qui » regardent le cocuage monacal comme un moyen efficace » pour la rémission des péchés. Pendant que le moine » s'était précipitamment revêtu de son froc, il apperçut la » culote, et saisissant avec fureur ce témoin muet, mais » cependant convainquant, il l'enferma dans une armoire » et courut au couvent porter sa plainte au supérieur.

» *Je vais, lui dit-il, montrer par toute la ville la* » *la culote du père Sébastiano, si vous ne me rendez bonne* » *et briève justice. Je vous le promets*, lui dit gravement » le supérieur, *mais il faut auparavant que je parle au* » *père dont vous vous plaignez ; je ne puis le condamner* » *sans l'entendre, la justice veut que j'écoute également les* » *deux parties ; retournez chez vous, vous serez vengé si* » *vous avez raison.*

« A peine l'espagnol eut-il quité le supérieur, que le père » *Sébastiano* revint au couvent ; il lui était inutile de nier le » fait, la perte de sa culote marquait évidemment son crime. » Le supérieur habile homme, voyant combien il était » dangereux de laisser entre les mains du jaloux espagnol » des marques aussi convainquantes de l'incontinence d'un » de ses moines, résolut d'avoir au plutôt cette fatale culote.

» *Soyez moins luxurieux à l'avenir, dit-il au père* » *Sébastiano, et ne poussez plus ainsi la délicatesse jusqu'à* » *vous mettre entre deux draps, il est indigne d'un carme* » *de chercher de pareils secours.*

» Cette courte remontrance finie, il ordonna à tout le » couvent de marcher en procession à la maison du mari ; » les moines obéirent et suivirent en chantant leurs litanies.

« L'espagnol fort surpris de voir arriver tous ces révérends » pères, ne pouvait comprendre le sujet d'une pareille céré» monie ; *nous venons*, lui dit le père supérieur, *vous » désabuser de votre erreur et rechercher une des plus pré» cieuses reliques de notre couvent, que le père* Sébastiano » *avait prise dans la sacristie sans mon ordre.*

» L'espagnol n'entendait rien à ce qu'on lui disait : il ne » pouvait deviner de quelle relique on lui parlait ; la colère » l'avait empêché de revoir sa femme depuis qu'il était » revenu du couvent, et il était bien éloigné de soupçonner » le tour qu'on voulait lui jouer. *La culote*, reprit le » supérieur, *que vous avez renfermée dans votre armoire » et qui a causé votre méprise, est celle que portait pendant » sa vie le bienheureux saint* Raymont de Penafort. *Le père* » Sébastiano *ne l'avait apportée du couvent que pour la » faire baiser à votre épouse, car c'est la plus spécifique » de toutes les reliques pour les femmes qui demandent des » enfans au Ciel.*

» A ces mots, l'espagnol pénétré de respect pour la » sainte culote, ou plutôt désespéré de se voir dupé sans » oser sans plaindre ou s'en venger, se prosterna devant la » relique et s'écria à haute voix : *ô toi sainte culote de qui » l'on doit attendre une postérité aussi nombreuse que les » étoiles du ciel ou que le sable de la mer, pardonne moi » mon aveuglement et ayes pitié de mon ignorance. Je » ne savais pas qu'après avoir autre fois pourvu aux infir» mités d'un grand saint, tu daignasse aujourd'hui subvenir » si bénignement aux pressantes nécessités de nos femmes. » Puissent toutes celles de la ville éprouver incessamment » ton puissant secours aussi efficacement que la mienne.* Le » supérieur aussi charmé des vœux et d'une priere d'aussi » bon augure pour ses frères, que de l'heureux succès de » son stratagême monacal, reporta en triomphe à son cou» vent, la culote du bienheureux Saint *Raymond*, et les

» superstitieux espagnols pleinement convaincus de sa mer» veilleuse efficace, y ont toujours eu depuis une dévotion » particulière ».

Le dévôt empereur *Maximilien*, avait comme ces espagnols, une grande confiance aux vertus de la culote; il voulut par une clause formelle de son testament, être enterré avec ce vêtement.

(*m. p.* 4) Le célèbre *Linneus* répugnait à toute recherche trop exacte sur ce qui est relatif aux organes sexuels, *genitalium curiosior indagatio abominabilis displicet.* (Hist. nat. proleg.) Mais n'en déplaise à l'ombre de ce naturaliste trop éclairé pour avoir sacrifié à des préjugés ridicules, serait-il indigne de l'anatomie philosophique de vérifier si les avantages que *Lalemant* accorde aux boulangers de Paris, *Faust* aux écossais, tous les voyageurs aux nègres, proviennent de la liberté dans laquelle ils laissent les organes de la génération? *Nigritas mentulatiores esse vulgo fertur ... idem de Scotis septentrionalibus qui nonquam braccati incedunt predicabat clariss. Faust.* (Blumenbach de *generis humani varietate nativa*). Certes, le scalpel qui le premier ferait voir les différences dans l'organisation résultantes de l'usage des vêtemens, rendrait à la société des services plus réels que les verres de *Ham* et de *Lewenhoeck* n'en ont rendus, en leur faisant découvrir les animalcules spermatiques.

On sait que vers le milieu du siècle dernier, les soldats du régiment *Royal-Ecossais*, au service de France, ne portaient que le *tonnelet*. La marquise de *Mezieres* qui assista aux manœuvres de ce régiment, à Landau, scandalisée de celles où le soldat posant son fusil par terre et le reprenant, laissait appercevoir les signes d'une virilité imposante, obtint des culotes pour le régiment. On remarqua que ce vêtement incommodait le soldat à cause du développement considérable des organes de la génération, on fut obligé de faire des culotes plus larges pour ces gens là.

( *n Page* 44. ) On est étonné, quand on lit les bons auteurs anciens, de voir que nombre de découvertes modernes, celles de quelqu'importance surtout, appartiennent à l'antiquité. *Hippocrate* que l'on ne lit pas assez, quoi qu'on le cite souvent, connaissait bien les inflammations spontanées et les conditions nécessaires pour les déterminer. *Vestes Pelliceæ colligatæ ac fortiter compactæ à se ipsis comburuntur, velut ego vidi, quemadmodum ab igne combustæ.* ( *De natura pueri*, traduction de *Mercuriali.* ) Cette observation dormait comme tant d'autres, quand en 1780, l'inflammation spontanée d'un mélange d'huile et de suie renfermé dans de la toile, embrâsa les magasins de chanvre en Russie. Le 20 avril de l'année suivante, le feu se manifesta au port de *Cronstadt*, dans la chambre du maître d'équipage de la frégate la *Marie*, où étaient renfermées des choses nécessaires à l'habillement. On était certain qu'il n'y avait pas eu de feu sur le vaisseau depuis cinq jours; alors l'impératrice invita les physiciens à vérifier la possibilité des inflammations spontanées; les expériences furent faites chez le comte de *Czernischew*, et il fut constaté que l'amalgame des substances végétales et animales pouvait produire spontanément l'inflammation.

Cette découverte donna la raison des incendies des ports de Rochefort en 1756, et de Brest en 1757, dont on avait inutilement recherché la cause et les auteurs.

Des physiciens allemands répétèrent les expériences; en France, le médecin *Saladin* les varia; le résultat fut le même, la fumée se dégageait, la chaleur était sensible, et l'incendie se manifestait constamment entre quatre et quarante-huit heures, plutôt si les masses étaient considérables et si l'atmosphère était chargée de vapeurs.

Les explications données par *Hippocrate* sont insuffisantes, mais ses observations sont positives, et celle-ci est une des plus belles qui aient été faites depuis long temps; mais il est bien singulier qu'on ait donné comme une découverte récente ce qui était familier au viellard de *Cos*. Le citoyen *Chaussier* a connu cette observation *d'Hippocrate*, il faut lire ses réflexions sur les effets des préparations tinctoriales qui rendent l'etofe d'autant moins résistante, d'autant plus sèche et cassante, qu'elle est plus chargée de couleurs absorbantes qui lui font éprouver une sorte d'oxidation destructive de son tissu. (*Chaussier*, journal de l'Ecole Polythecnique. Loc. cit.)

Ces considérations peuvent devenir un objet de méditation pour ceux qui traitent de l'économie publique; les gouvernemens peuvent en tirer parti, puisqu'une moindre dépense, un usage plus long et plus sûr des vêtemens, avec une chance plus grande pour le maintien de la santé, seraient le résultat nécessaire d'une attention sérieusement portée sur cette branche d'économie.

Les vêtemens de laine mal dégraissée, deviennent plus gras encore par suite du service auquel ils sont destinés; si l'on en fait des tas, si on les empile sans précaution comme dans les hôpitaux, les magasins, ils peuvent tous les jours renouveler l'accident de *Cronstadt*; indépendamment des dangers de la putréfaction dont ils deviennent un foyer très-actif, et qu'ils portent dans l'étendue de leur atmosphère. Si donc l'inflammation spontanée ne suit pas toujours cet entassement, le danger de l'affection adynamique est constamment imminent.

Il n'est pas rare aussi de voir des matières végétales s'enflammer spontanément; les foins encore humides, entassés dans les greniers, les marcs de raisin, éprouvent quelquefois un degré de chaleur tel qu'il détermine seul des incendies, ou que la cause la plus legère suffit pour les faire éclater; l'étincelle électrique des poils d'un chat, le frottement des bas de soie et la lumière des éclairs, selon *Senebier*, *Boerrhaave*, *Mussenbroeck*. Si les substances végétales s'enflamment spontanément, pourquoi les étoffes ne s'enflammeraient-elles pas quand les circonstances extérieures sont les mêmes? Ici les élémens de la combustion sont encore plus rapprochés, et sont semblables à ceux de la catastrophe du 20 avril 1781. Au reste, on ne peut infirmer des expériences faites sans prévention, répétées par des savans de bonne foi, et familières au plus grand médecin de la Grèce.

L'échauffement, l'inflammation spontanée des substances végétales et animales, me donnent occasion de parler de l'échauffement des feuilles de mûrier, que l'on observe, lorsqu'après une petite pluie on cueille une grande quantité de ces feuilles que l'on laisse entassées, comme cela arrive dans les grandes éducations de vers à soie, peu d'heures après la cueillette, il se dévelope au milieu des tas de feuilles une chaleur très considérable qui altère leur tissu, lorsqu'on les donne aux vers, elles deviennent cause de maladie qui fait périr la plus grande partie de ces insectes précieux, et enleve l'espoir de la récolte de la soie. Je dois cette observation au citoyen *Chaussier*, qui me permet de la publier.

Les débris des feuilles de mûrier, ceux des vers qui périssent en plus ou moins grand nombre, les dépouilles de la mue, les excrémens jetés en tas, fermentent, s'échauffent rapidement, des vapeurs infectes s'exhalent de ces monceaux et exposent les travailleurs aux maladies les plus pernicieuses, aux fièvres du plus mauvais caractère. Il faut voir sur l'effet de la fermentation et les exhalaisons provenantes des matières putrides, le chapitre 5 du livre 5 de l'excellent traité de *l'expérience*, par Zimmermann.

Lors de la discussion publique de cette dissertation, on releva comme paradoxale, mon opinion consignée page six, où j'établis que *la nudité de certains peuples de l'ancien et du nouveau continent, maintient ces peuples dans un état manifeste de faiblesse, de dépendance, et rend leur situation visiblement précaire*..... Dans ma manière de voir, l'état de *dépendance* n'est pas l'état d'*esclavage*. Je sais que plusieurs peuples de l'ancien et du nouveau continent sont encore libres quoique nuds, et je n'ai pas besoin de nier un point aussi positif de l'histoire des nations, pour démontrer que l'homme doit être vêtu s'il veut jouir de tous les avantages d'une organisation supérieure à celle des autres animaux ; l'homme nud est *dépendant* en ce sens, que possédant moins de moyens de maintenir sa sensibilité, de s'occuper de son perfectionnement, de repousser ce qui est contraire à son rythme naturel, il ne peut en nombre de cas penser à autre chose qu'à défendre sa frêle existance. . . . . . Les habitans du *Sptiberg*, du *Groenland*, sont des peuples civilisés, si on les compare aux misérables sauvages du détroit de *Magellan*. Les deux climats sont pourtant également horribles ; mais dans l'un l'industrieuse nécessité sait tirer parti de la peau de l'ours, de l'intestin de l'esturgeon, du duvet des oiseaux, etc., etc. : dans l'autre, une peau de phoque sans apprêt flotte négligemment sur les épaules de l'insensible *Pescherai*, l'un a des arts, des traditions, l'autre au rapport de *Bougainville*, ne tient à l'humanité que par un léger penchant à la jalousie, et la faiblesse de croire à de prétendus prêtres sorciers qui le dirigent.

On a dit : *Le Hottentot qui est nud n'est pas faible, il nous surpasse à la course* . . . . . . Il est vrai que le

*Hottentot* surpasse le Hollandais à la course; mais le Hollandais qui sait construire des vaisseaux, qui sait dompter des coursiers, qui a de l'artillerie, n'a pas besoin d'exercer les muscles de ses membres abdominaux aussi souvent, aussi fortement que le *Hottentot*, il n'est pas obligé de forcer une gazelle à la course comme le *Hottentot*, ni de fuir comme lui à l'approche d'une bête féroce; il descend au pied du cap des tourmentes, son fusil lui procure des gazelles et détruit les lions qui tous les jours venaient insulter la cabanne du *léger Namaquois*. . . . . . Le premier est vêtu, le second ne peut supporter de vêtement.

L'homme vêtu, civilisé, dira-t-on, possède moins énergiquement que le sauvage nud, le degré de sensibilité si manifeste dans certains sens du sauvage, j'en conviens; mais aussi quel besoin l'homme civilisé a-t-il, par exemple, d'être doué de la finesse d'odorat et de la vue particulière à certains sauvages, il a fait le sacrifice de ce surcroit, de cet excès de sensibilité qui lui devenait inutile; ses verres lui font appercevoir sans fatigue l'anneau de Saturne, les satellites de Jupiter, dont l'existence n'est pas soupçonnée par le sauvage; l'économie rurale en entretenant de nombreux troupeaux, pourvoit mieux à tous ses besoins, que l'odorat du *Virginien* ne le sert en lui faisant éventer au lever de l'aurore un *orignal*, qu'il poursuit jusqu'à la chûte du crépuscule. Et finalement l'abandon que l'homme civilisé a fait de cette portion de sensibilité, n'est-il pas plus qu'au centuple compensé par le développement de ses facultés intellectuelles, mode de sensibilité particulier à l'homme civilisé, qui lui soumet tout et l'élève audessus de tout autre animal.

On m'a fait aussi cette objection : que *plusieurs animaux aussi sensibles que l'homme naissaient et restaient nuds*; on a cité la *limace*, les *lombrics*. Mais on sait mieux que moi que la contractilité musculaire, la myotilité n'est pas la sensibilité, propriété vitale distincte de toute autre par ses effets, que l'on ne peut confondre, et par son centre unique, le cerveau. La *limace* peut avoir une myotilité plus grande que celle de l'homme, je le crois; la classe d'animaux à sang froid, reptiles, mollusques, insectes, possède éminemment cette propriété; mais il est permis de croire que sa sensibilité est très-obtuse. L'abbé *Poiret* plaça sous un vase, et garda pendant quelques jours une *mante* femelle (*mantis religiosa* de Linneus), il lui donna un mâle, qui sur-le-champ voulut la caresser, le combat s'engagea; la femelle afamée dévora la tête du mâle qui ne lâcha pas prise, continua sa poursuite, et quoiqu'*acephale* parvint à consommer l'accouplement, à l'issue duquel la femelle acheva de le dévorer (Journal de physique, 1784.). Le retranchement de la tête, des membres, leur destruction par le feu, et les mutilations ingénieusement atroces de l'abbé *Spallanzani*, n'empêchaient pas les grenouilles et les crapauds de féconder ses têtards. (quatre-vingt dix-neuvième, centième expérience sur la génération, et sixième des additions.)

Au reste, la *limace* n'est pas sans moyens de se garantir des impressions des agens extérieurs; une couche d'humeur visqueuse, une mucosité qu'elle peut excréter suivant le besoin, la recouvre, c'est-là son vêtement, il suffit à son mode de sensibilité.

La surface extérieure de l'épiderme de l'homme, vue à la loupe, parait aussi recouverte d'une sorte de vernis huileux; ce vernis bien plus apparent sur le négre, entretient la souplesse, la flexibilité de la peau dans une région ou des vêtemens épais ne seraient pas supportables; si la sécrétion de ce vernis est arrêtée, si l'épiderme se dessèche, le négre tombe malade et languit. Les colons préviennent cet accident en fournissant de l'huile à leurs esclaves ; ici le vernis naturel ou l'huile qui le remplace, entretiennent la sensibilité, facilitent les fonctions de la peau. Dans cet état, le vêtement le plus léger suffit.

J'ai dit page 20, que les ceintures des culotes ordinaires ne pouvaient prévenir l'apparition des hernies. C'est principalement sur les cavaliers que l'on peut vérifier cette assertion.

Comme la hernie est une des affections les plus graves, les plus communes parmi les gens de guerre, je reviens sur cet objet ; car la *prophylactique* n'est pas la moins importante partie de la médecine.

Sur un cheval fougueux, indocile, mal dressé, le cavalier exposé à des chûtes, à des secousses violentes, contracte souvent les muscles de l'abdomen, il retient sa respiration, le diaphragme en s'abaissant pour permettre l'entrée de l'air dans le poumon presse la masse des intestins, la pousse en même temps dans les régions suspubiennes et iliaques, et parconséquent vers les endroits les moins résistans de l'abdomen. Cette explication me parait rendre mieux raison de l'accident, que l'augmentation prétendue des forces de pression de l'intestin, que sa chûte ; car il ne tombe pas, mais il est réellement poussé, refoulé : le tissu cellulaire peu consistant, et la lame mince du péritoine, qui ferment l'arcade inguinale et l'anneau suspubien, opposant alors une trop faible résistance. Si l'intestin tombait ou seulement cédait aux forces de pression ordinaire, comme on l'a dit, cette résistance serait presque toujours suffisante chez les cavaliers que je suppose bien constitués à leur entrée au service ; mais, poussé par la contraction violente des muscles abdominaux dans les cas d'efforts, par le diaphragme, par la ceinture mal disposée, ébranlé par la secousse d'une allure fatigante, il échappe nécessairement par l'endroit qui présente le moins de résistance. La ceinture décrite page 37 et 38, appliquée sur ces ouvertures, les fermerait, les recouvrirait exactement, les fortifierait assez pour prévenir tout accident de ce genre, et sa disposition adaptée à la forme de l'abdomen, n'en diminuant point la cavité, permetterait au diaphragme d'exercer sans inconvénient une pression momentanée sur les intestins. Ces réflexions sont appliquables à tous ceux qui portent, soulèvent des fardeaux, et se livrent à des exercices violens.

Quelques auteurs ont attribué la facilité que les Provenceaux ont à contracter des hernies, à la grande consommation qu'ils font d'huile d'olives. Pourquoi ne pas attribuer cette maladie à la vie active et agitée, à la turbulence des Provenceaux, à la mauvaise disposition de leurs vêtemens, et principalement à celle de la ceinture de leurs culotes. Les Groenlandais ne boivent que de l'huile, ne mangent que des chairs très-huileuses, on n'a jamais dit que ce régime les disposât aux hernies; l'habitant des îles de la mer du Sud, qui vit de chair de chien, de porc et de fruits délicieux, mais qui se sangle sans mesure, est sujet à l'engorgement du scrotum. On a dit que les hernies des Anglais provenaient de l'abondante consommation qu'ils font des boissons tièdes; les Chinois qui ne font usage que de boissons chaudes, mais qui sous des vêtemens amples ne se livrent qu'à des exercices modérés, sont comme tous les autres Asiatiques, peu sujets aux hernies.

FIN.

qui te permagni ducit, te diligit, tibi offert istud reverentiæ pignus, gratumque sit, optat.

obsequentissimus

auctor,

P. Allard

www.ingramcontent.com/pod-product-compliance
Ingram Content Group UK Ltd.
Pitfield, Milton Keynes, MK11 3LW, UK
UKHW020921180726
13838UKWH00002B/686